ぐんま精神医学セレクション 4

De la Folie
Étienne Jean Georget

# 狂気論

E・ジョルジェ 著
濱田 秀伯 監修／解説
島内 智子　鈴木 一郎 訳

群馬病院出版会
Gunma Hospital Press

## 『狂気論』目次

**序　章　狂気について** …… 1

**第1章　狂気の症状** …… 10
　1．局所すなわち脳症状　11
　　1）デリール　12
　　　第1属：イディオティ（精神遅滞）　20
　　　第2属：マニー　22
　　　第3属：モノマニー　23
　　　第4属：ステュピディテ（昏愚）　27
　　　第5属：デマンス（認知症）　28
　　2）不　眠　29
　　3）頭　痛　30
　　4）脳感受性すなわち生動感受性の異常　31
　　5）筋収縮の異常　33
　　6）脳の外部異常，顔の表情　35
　2．全般すなわち交感症状　36

**第2章　狂気の原因** …… 41
　1．体質性の原因　44
　2．脳の直接的原因　49
　　1）身体的な原因　49
　　2）精神面に働きかけるモラル的，知的な原因　50
　3．間接的すなわち交感性の原因　54

1）生理性の原因　54
　　2）病理性の原因　56

## 第3章　狂気の進展，経過，終末，類型，予後……59
　1．進展と経過　60
　　1）原因の作用　60
　　2）潜伏期　61
　　3）進行期　65
　　4）興奮期　68
　　5）減退期　69
　2．終末期　70
　　1）治療，回復　70
　　2）再　発　78
　　3）狂気から慢性不治状態への移行　79
　3．類　型　81
　4．予　後　82

## 第4章　急性デリール──狂気との差異について──……85
　　1）急性デリールの原因　85
　　2）急性デリールを構成する知的破綻　89
　　3）デリールと同時に現れる全般障害　90
　　4）予後と治療　92
　　5）急性デリールと狂気を明確に区別する主な特徴　93

## 第5章　狂気の治療……96
　一般的治療の原則　97

疾患を治療する際の器官に対する対処法　101
　　1）直接法　101
　　2）間接法　102
　1．脳のモラル的，知的な直接治療法　105
　　1）隔離について　107
　　　●旅　行　110
　　　●個別住居への隔離　110
　　　●特別施設への隔離　110
　　2）医療教育　116
　2．間接的すなわち合理的な脳の治療　126

解　説 ……………………………………………濱田秀伯　131
　1．人と業績　131
　2．19世紀初頭のフランス精神医学　132
　3．『狂気論』　135
　4．その後の展開　137

事項索引……………………………………………………………139
人名索引……………………………………………………………142

---

凡　例

1．原著本文中のイタリックは訳文では細いゴシック体表記とした。
2．原注には番号は付いていないが，訳文では章ごとに番号を付した。訳注もこの方式に倣って番号を振った。

---

●装幀　中村　淳（Red Corporation）

## DE LA FOLIE.

### CONSIDÉRATIONS
SUR
### CETTE MALADIE:

SON SIÈGE ET SES SYMPTÔMES; LA NATURE ET LE MODE D'ACTION DE SES CAUSES; SA MARCHE ET SES TERMINAISONS; LES DIFFÉRENCES QUI LA DISTINGUENT DU DÉLIRE AIGU; LES MOYENS DE TRAITEMENT QUI LUI CONVIENNENT; SUIVIES DE RECHERCHES CADAVÉRIQUES;

PAR M. GEORGET,

Docteur en Médecine de la Faculté de Paris, ancien Interne de 1.re classe de la division des Aliénées de l'hospice de la Salpétrière.

A PARIS,
CHEZ CREVOT, LIBRAIRE,
RUE DE L'ÉCOLE DE MÉDECINE, N.° 11 à 13.

1820.

原著の扉

---

A Monsieur PINEL,

Professeur de la Faculté de Médecine de Paris; Médecin en chef de la Salpétrière; membre de l'Institut, Chevalier de la Légion-d'Honneur et de l'Ordre Royal de Saint-Michel, etc.

A Monsieur ESQUIROL,

Médecin et professeur de Clinique sur les maladies mentales à l'Hospice de la Salpétrière; Membre de la Société de l'Ecole de Médecine, Chevalier de la Légion-d'Honneur, etc.;

*Hommage de respect et de reconnaissance.*

GEORGET.

扉裏　ピネルとエスキロールへの献辞

## 序　章

## 狂気について

　この著作の本質的な目的に向かって論を進めるにあたり，われわれがたどるべき道筋について述べておこう。私が目指したのは，実証的方法で狂気の占める主座を決定し，この疾患が真に特発性であるのか，それとも交感性であるのかを探求し，最終的にもっとも有効な治療方法を示すことである。これまでになされた研究から，われわれはこうした問題を解決できる状態にある。

　まず狂気に定常的で特徴的な症状は何であるのかを考えてみよう。すなわち，どの機能と器官が本質的かつ恒常的に損傷され，どの機能が偶発的あるいはほとんど障害されないのかを考えることである。狂気が特発性であるのか，それとも交感性であるのかを区別するために，われわれは次の点を検討したい。

1. 発病形式。狂気をもたらす原因の本性。
2. さまざまな病像の相互関連，経過，進展形式，終末像。
3. 狂気と，重篤な疾患に見られる急性デリールとの相違点を明らかにする。
4. 病理解剖の活用。患者を解剖して，死後変化，狂気に関係する病変，死因となった偶発病変の三つを区別する。そして最終的には当然ながら治療の適用に到達したい。

各章の詳述に移る前に，その内容を簡略に示すことは有用であろう。読者はあらかじめ，これから述べる主な論点を知っておくことで，筋道をよりよく理解できるからである。また，いくつかの疑問点をごく簡潔に提示することも有用である。それらの疑問点に応じて，読者がわれわれとともに議論し判断することができるのではなかろうか？　こうすることが疾患を素描し，ある種の定義づけを行うことにもなるだろう。このような進め方は，理解できないことから先へは行かないように，まず事実を記載することから始めて，そこから一般的な結論を導く科学の基本的な研究方法に比べるといささか風変わりである。しかし，取り扱おうとする対象のいくつかの点を知らなければならない場合，とくに全体が既存の法則に従っている部分を知りたいと思われる場合には有益である。定義とは，ほかと区別できる特質と主要な性質のまとまった説明であり，その病理が何であるのかを無視してしまうのなら，その疾患概念を学ぼうとする者に何も伝えることはできない。反対に，学ぶ者がもっている科学の知識を増やす場合には大いに有用であり，人はそこからあらゆる利益を引き出せるであろう。

　はじめに，私が採用した意見と比較するために，これまでに何人かの医学者たちが狂気の本性と主座について述べた意見に触れておきたい。

　ごく最近になるまで，この疾患について適切な見解をもつことが困難であった。知性の主座や損傷した機能の物質的な原因が見つからず，それを知ることはできそうもないとなると，当然ながら，こうした機能が障害された病気は，他の諸器官の場合とはまったく異なる特殊なものと見なされてきた。こうして狂気は病理学法則からはずれたところに位置づけられ，原因は想像力をはばたかせた夢のような仮説から説明されたのである。プラトン，デモクリトスらの古典学者は，狂気を精神によって引き起こされる超自然的な病気と考えた。後になって宗教的な熱狂の時代には，狂気は神聖あるいは悪魔的な意味合いを帯びることになった。数世紀にわたってヨーロッパを困惑させた憑依者，呪術師，巫女，神託，コンヴァルシオン教徒[訳注1]，魔術師，神童たちの多くは，公立収容所に入るべき不幸な狂人

か，他に利益を得ている詐欺師たちなのであった。ガレノス，ブールハーフェ，ファン スウィッテン，ストールらの体液論者や，シュタール，ファン ヘルモンらの生気論者は，後に支配的になった考え方にもとづいて体系を構築した。ある時は胆汁，血液，黒胆汁，粘液が主要な役割を演じ，またある時は霊魂，生命体ないし生気が中心的な役割を果たしていた。これらの見解は，いずれも今日の生理学や病理学の原理からあまりにかけ離れているので，これ以上述べるのはやめておこう。

　ピネルは狂気の研究に新たな一歩を記した。この控えめな学者の長年にわたる研究があって，はじめてこの疾患に関するいくらかの実証的な事柄が知られるようになったのである。狂気は他の諸器官の病態と区別することなく分類整理され，病理学の一般法則のもとに置かれたことによって観察が容易になった。鑑別に必要な狂気に固有の特徴がとり出され，原因は発病形式から多少とも正しく探り当てられ，そしてついには，理性と経験にもとづいた治療法が考案されるに至ったのである。

　しかし，同様の状況のなかで看過できない事態が生じた。解釈癖から極端な慎重に転じたのである。ピネルのあとを追ったすべての医学者たちが，エスキロールのように，起源を探ることなく病像を観察し，それをもたらした原因に結びつけることなく詳細に事実を記録することで満足してしまった。ピネルは『心神狂すなわちマニーに関する医学哲学提要』（初版1800：以下『マニー提要』）に「この研究の特定目標に心神狂を取り上げるのは，あまりよい選択ではないだろう。悟性の占める座あるいはこの疾患のさまざまな性質に関する曖昧な議論に身をゆだねることになってしまう。なぜなら，これ以上に曖昧で不可解なものはないからである。しかしわれわれが自制し，外に現れ出た症状によって明らかにされる特徴を研究し，明らかな実験結果のみを治療原則に採用するなら，われわれは人々が自然史のあらゆる場所でしたがってきた歩みに戻ってくることができる。疑わ

--------

〔訳注1〕　18世紀初頭の狂信的なジャンセニストで身を震わせた神がかりの人々。

しい例では控えめに行動することによって，その歩みからはずれてしまうことを恐れずに済むのである」と記している．すべてがはじまろうとしている時代，狂気についてはなんら実証的なものがなかった時代の教義として，ここに述べられている以上に慎重で哲学的なものはないだろう．それにいつも道に迷うことを恐れずに目的に到達しようと思うのであれば，入念な観察を行い，同類の事実を大量に集め，そこから一般的な結論を演繹するのが唯一の方法である．今日，われわれは神経系や脳機能についてより実証的な知識をもっており，臨床で集められた膨大な観察結果と，先入観なしで行われた無数の病理解剖結果を手に入れたことで，一群の病像の原因を明らかにすることができた．そこでさらに，狂気の主座と本性を明らかにし，狂気が特発性であるのかそれとも交感性であるのかを知ることに，いくらかなりとも成功の望みを抱きながら取りかかることができる．

ピネルはこの病気の一次性の原因について，概論的に，あまり重要性を含ませず次のように触れている．「マニーの発作の前兆と，回復とは変化に富んでいる．しかしながら，この心神狂の主座は胃や腸にあるように私には思える．ある種の拡散のように，悟性の不調がここから拡散していくように思えるのである．この部位にしばしば拘束感，食欲亢進，食欲不振，頑固な便秘，冷えた飲み物がほしくなる腸の痛みなどが出現する，など」．ところが，まずこのような症状はすべてに出現するわけではない．むしろ食欲不振，口渇などの軽い消化器症状がほんの数日，まれには数週間出現するのみである．加えてそれらの症状でさえ続発的なので，それらに先立って脳に起因する直接作用，同質の症状進展を容易に認めることができる．

エスキロールは『医科学辞典』において，おおむねピネルと同様のことを次のように短く述べている．「神経終末と感覚器はあらゆる領域に存在するが，なかでも消化器や肝臓とその付属物が初発部位である」．

読者にはもうおわかりのように，フランスにおいては圧倒的な権威をもつ二人の医学者が，狂気の主座の説明にほとんど力を入れていない．これを狂気に関する実証的かつ肯定的な見解として受け容れるのは大きな間違

いのように思われる。したがって私は恩師に真っ向から反対することになるのだが，それを躊躇するわけにはいかない。彼らが狂気をほかから際立たせ記述するにとどめたのに対して，私はまったく反対の方向へ，すなわち狂気を特発性の脳疾患であると主張したいのである。

確かに，狂気には胸郭あるいは腹部の交感疾患ではないかと思わせるいくつかの要因がある。第1は，知性とそれ以外の機能との位置づけがされていないために，モラル的と呼ばれている精神面に働く原因の作用機序を評価できないことである。冷たい飲み物を摂取するとまず胃が刺激されるが，これと同様に精神的なものがどのように脳に作用するのかわかっていない。第2は，症状進展のあり方や症状相互の重要性に十分な注意が払われてこなかったことによる。確かに，最初に脳の不全が現れることがあり，しばしば脳不全のみが存在することもあり得る。第3は，医学者たちが病理解剖の結果を誤って解釈したことによる。彼らは，たまたま心神狂患者の死因となった合併症をまったく考慮に入れず，諸器官の偶発的な所見を狂気の原因と見なした。一方で狂気には他の神経疾患に見られるような脳の変化が乏しく，他方では消化管，肺，肝臓にはつねに病変が存在したために，こちらのほうを狂気の主座としてしまったのである。さらに，重症疾患の急性デリールと狂気はまったく区別されていなかった。急性デリールはほとんどつねに交感性であり，脳の障害としては類似しているために，彼らはその特徴を狂気に借用した。しかし私は両者が本質的に異なることを示したい。そうすればほとんどすべての症例において，たとえ同一器官の病変であっても，これらを混同することは起こらなくなるだろう。

フォデレ〔訳注2〕はデリールに関する大部の概論のなかで，パラケルススやガレノスの世紀においては，狂気の主座は血液に置かれていたと述べている。血液は生命主体を媒介するので，狂気も血液によって生じると考え

---

〔訳注2〕　Fodéré FE（1764-1835）はトリノで医学教育をうけ，サヴォア，マルセイユ，ニース，ストラスブールなどで医学，実験化学の教授を歴任。霊魂による生気論を展開した。『司法医学提要』（1798），『デリール提要』（1817）。

られていた。ほかにもいろいろな説明があるのだが，これ以上読者の時間を無駄にするのはやめて，ここまでにしておこう。

さてここで狂気の本性と主座について私の意見を述べておこう。

狂気は脳の疾患である。特発性であり，器官がどのように変容するのかという本性はまだ知られていない。

第1の命題を，以下のような考察にまとめることができる。

1. 狂気の基本症状は脳の機能破綻によるものである。基本症状とは狂気を特徴づけ，それなしに狂気とは呼び得ない症状のことで，種類，範囲，類型を区切る根拠にもなる。狂気の基本症状は，デリールと名づけた知的不全から成り立っている。したがってデリールのない狂気はあり得ない。
2. デリールには，必ず以下のきわめて重要なほかの脳性ないし神経性不全が，先行することも，随伴することも，遅れて出現することもある。それは不眠，頭痛，さまざまな部位に見られる感受性と収縮性の異常，脳器官の炎症刺激，うっ血，多血などである。
3. ほかの機能異常は一時的なもので重篤ではない。食欲不振，口渇，体重減少，女性の生理不順など，当該器官が発病して出現するものと変わらない。これらの症状は数日以内あるいは興奮期が終わると消え，あとには基本症状が残ることになる。
4. 病因は直接，脳機能に作用する。交感性，生理性あるいは病理性と見なし得る病因も，脳機能に作用した結果ないし付随したものに過ぎない。それ以外のものは，単なる素因あるいは合併症と考えるべきである。
5. 狂気のたどる自然な終末は，患者が偶発疾患で早逝しない場合は，衰退すなわち脳の弛緩であり，これは知性のほぼ完全な廃絶と，最初は部分的だが後に全般性になる麻痺の形で現れる。治癒しない患者の半数以上が麻痺になる。終末に近づいた患者は，激し

を失いほとんど何も話さなくなる。

第2の命題から，以下の考察を導くことができる。
1. 脳症状は単独で存在できる。それ以外の機能に明らかな破綻を示さない患者も稀ではない。すべての症例にまず脳症状が現れる。不眠，頭痛などが，しばしば数ヵ月あるいは数年，デリールに先行して出現することがある。デリールそのものも，これから前駆期を見ていくことにするが，長期間にわたり周囲に気づかれず緩慢に進行する。患者のみが自覚しているのだが，上手に隠していることもある。
2. 他の器官に現れる症状は，つねに続発性，交感性である。それらの重要性，進行，持続についてはすでに述べた。
3. すべての障害が同時に現れたかに見える突発例に，医師はあまり注意を払わない。しかし，霊魂の高ぶりや強い精神的な衝撃によりまず脳が揺さぶられたと考えるなら，いま生じているすべての現象の起源は脳であると，容易に結論できるだろう。それに，このような症例においてさえ，デリールに先行して他の症状が出ることは稀なのである。
4. 狂気は病理性の原因をもたない。いわゆる交感疾患を呈するものがあるのかもしれないが，それ以外では，原発疾患の症状と原因を取り違えているのである。
5. 病理解剖の所見は助けになるだろう。大きな積極的成果はないとしても，むしろ多くの消極的な結果を与えてくれるからである。つまり，狂気の一次因，近接因と直接関係する器官所見を見つけられなくても，外部から影響を受けて形成された無関係な器官所見を数多く見出すことができるだろう。おそらく心神狂にかかっていないあらゆる人に起こり得る変化であり，それを原因と結びつけると大きな誤りを冒してしまう。さらに病理解剖からわれわ

れは狂気が生まれてくる脳の状態を知ることができる。それは死をもたらす病気にふさわしいようなものが生じるのか，それとも原則として交感現象の原因になる同じような特徴が刻印されるに過ぎないのであろうか。狂気そのものが死にいたる病であるなら，あまり時間をおかずに多くの成果を病理解剖から得ることができる。他の疾患による変化を，狂気特有なものと混同する心配がないし，脳や他の器官に認められる所見が，狂気による明らかな結果であることもわかる。しかしそうではなく，狂気患者は発病して2年，3年，5年，10年，20あるいは30年たってから死亡するので，生体を取り巻くありとあらゆる有害物質の影響を受けてしまっている。したがって，われわれが過ちを避け，正確な器官変容の所見を得たいと願うのであれば，心神狂の経過，持続期間，有害物質の性状，それらが身体秩序に及ぼしたに違いない結果，患者のみならずあらゆる階層の人たちの生活を取り巻くものすべてに注意を払わなければならない。われわれがこれから行おうとしているのは，このことなのである。

　読者は，狂気が脳の病気であることは明白だと賛同しても，私のことを行き過ぎだと批判するかもしれない。全例において，ほとんどすべての器官が交感性に損傷されている可能性があるにもかかわらず，狂気は特発性であるなどと主張しているからである。その批判に対して，私は脳の知的機能がこの形をとった結果として生じるのは重症疾患に見られる急性デリールのほうで，われわれが狂気と呼ぶものではない，と答えたい。ここがまさに二つの病型を区別する主要な特徴の一つで，一方が直接・本質性であるのに対して，他方は間接・症候性なのである。大半の急性炎症，多くの外科疾患，肺結核など，ほとんどすべて特発性に発病するその他の疾患群を考慮に入れるつもりはない。さて癲疽(ひょうそ)は，はたして交感性と言えるだろうか？　それなら心神狂についても同じことがあり得ると，なぜ言お

うとはしないのであろうか？

　医師や一般の人たちが，狂気や狂気患者の体験する感覚と訴えに用いている多様な語彙のなかには，われわれの見解と一致するものをいくつか見出すことができる。心的疾患ないし精神の病気，心神狂，狂気，マニー，デマンスなどの表現はいずれも脳と関係している。気がふれたことを，理性あるいは頭を失ったとか，頭の病気にかかっているとか，あるいは精神が混乱しているなどという。多くの患者たちは，頭がおかしくなった，頭が痛い，気あるいは頭が弱くなった，気が抜けた，脳がからっぽになった，脳が混乱している，などと訴え，頭とくに額のあたりに手を当てるのである。

　狂気の症状をもたらす脳変容の本性については，多くの神経系疾患と同様にまだ知られていない。そこでわれわれは，このような隠された秘密のなかに入り込むことはせず，狂気の成り立ちを説明するのではなく病像を観察することで満足しよう。狂気は神経症と呼ばれたが，脳にまつわる，という意味で使っているのなら，それも一理ある。しかし，この表現からわかることはと言えば，われわれとあまり変わらない，つまり何もわかっていないのである。

　ある病気の本性，主座，原因の作用機序を知ることは，治療するうえで非常に重要である。特発的であれば，すべての不全の起源となっている器官に医師の注意が向けられ，その機能を再建することで安定を得ることができる。しかし交感性であれば，より気をつけて，不全を生み出している原因，遠く離れた疾患に注意を向けなければならない。さもなければ対症療法に終わり，一時の小康状態を得たとしても，おそらく病気はぶり返すであろう。したがって，狂気の治療は，まさに脳の状態を基盤にしなければならない。他の諸器官の障害は，診断あるいは予後判定に役に立つだろうが，狂気が治癒すればおのずと消失する。しかしごく稀ではあるが，それらが新たな病気を形づくるほど重症化した場合，脳機能が再建されたにもかかわらず頑固に残る場合には，特別な治療法を必要とするであろう。

# 第1章

# 狂気の症状

　狂気は，他のあらゆる病気と同じく，脳の機能変容に直接結びつく固有の定常的な特異症状と，ある主要な器官の損傷からもたらされた他疾患との共通症状を併せもっている。後者は二次的なものに過ぎず，脳の特異症状と時を同じくして出現し消退する。狂気は，霊魂が障害されているとか，脳とは無関係に生じる知的能力の発現などと見なされたが，たいていさまざまな病型や類型のデリールを見ていたに過ぎず，随伴するほかの障害にはあまり注意が向けられて来なかった。デリールが狂気そのものであると見なされたので，デリール，メランコリー，ノスタルジー，悪魔つきなどに関する大部の著作が書かれた。これらはどれも同じ現象の変形に過ぎないのに，細部に至るまで記述され，同じ起源からもたらされたほかの障害は，すべて言及されずに忘れ去られ，もっぱら医学的と称する治療の本質が求められた。多くの観察者が興味を向けたのは心理学部分で，彼らは動作，言葉，叫び，行動など，患者の外面しか見ようとしなかった。狂気研究の歩みはピネルに始まり，エスキロールが最良の形で受け継いだが，この二人の先達を追い模倣しようとした医学者は，すべてこの大きな過ちを犯してしまった。例として，1818年にアンセオムが書いた4部200ページを越えるメランコリーに関する論説を挙げてみよう。これは優れた才能で書かれた紛れもない小説である。この種のデリールが多彩な様相を示すことは，まさにその通りで疑問をはさむ余地はないが，このなかに不眠，頭痛，麻痺，脳のうっ血，消化器障害，月経障害など，さまざまな病像の進

展様式や経過に関する記述をたった一言でも見いだそうとしても無駄である。デリールに関するフォデレの著作もこれと変わるところはない。

　狂気の主座に関する有力な誤った考えが，この病像を研究する妨げになっているように私には思える。患者たちが自らの状態をうまく説明できないので，その詳細を把握し評価するためには，患者たちのなかで暮らし，長い時間をかけて観察しなければならない。

　これから述べたいのは以下のことがらである。
　1．局所性，本質性，特発性の脳症状
　2．全般性，遠隔性の交感症状

　重複を避けるために，いまは狂気の進展と経過，および異なる治療適応の詳細を述べることはしない。ここでは病気を特徴づける症状を個別に取り上げ，さらに，それらがどのように結びつき，生まれ，病期を通じて出現し，何かしらの形で終了するのかを論じることにする。

## 1．局所すなわち脳症状

　これまで述べてきたように，狂気の直接の主座は脳であり，脳だけが狂気を特徴づける症状を生み出す。すべての狂気患者が，知性の行使に破綻を呈しており，これがデリールである。ほぼ全員が不眠に悩まされ，多くが頭痛や，頭部の熱感，緊張，鈍重感などの不快を経験する。感受性と筋収縮の異常もしばしば見られる。首や顔面の皮膚には，色調や温度に大きな変化が認められ，この部位については，うっ血，炎症刺激などの用語で表現しようと思う。

## 1）デリール

　心理学者，観念論者，モラリストに比べると，むしろわれわれのほうが心神狂患者の悟性に何かしら異常があると考えている。われわれは狂気を鑑別しモラル療法に導く根拠を，悟性の障害に置いている。単に興味を惹かれるに過ぎない余分な細部には，ここでは立ち入らない。狂気患者の表出，知的な顔貌について何冊もの記述を行うことはできるが，治療にはまったく役に立たない。

　知的機能を行使し外に表出する際に起こり得る変容は，数えきれないほど多様である。知的機能そのもの，扱う対象，そこから導かれる結果のいずれもが多様なので，ほとんど個人が一人ひとり違っているように，無限の組み合わせがあるかのようである。しかし，われわれはこれらの異常を，いくつかの属と種に分類することができた。知的器官の活動が多少とも完全に廃絶する特徴をもつ属は，イディオティ（精神遅滞）とデマンス（認知症）の二つである。イディオティは一次性の組織化欠損，デマンスは加齢や合併症による脳の衰退，消耗で，どちらも治癒不能である。イディオティとデマンスの患者は，注意を払い，ものごとを記憶し，判断を下すことができないが，これについては後に詳しく述べたい。デリールの一般的な特徴は，後にマニー，モノマニー，ステュピディテと名づけられる三つの属だけが当てはまるのである。

　私は，ここで心神狂のデリールを定義するつもりはない。ほんの数語で定義づけることは非常に困難なので，きちんと記述するほうがふさわしい。

　狂人と生活を共にしたことのない人たちは，狂人について誤った考えを抱きやすい。彼らは狂人を，何も考えず，体験を感じとれず，身の回りのことに無頓着で，理性の働かない凶暴な獣だと信じている。サルペトリエール病院を訪れる医師たちでさえ，見学の半ばを過ぎてから「おや，まだ患者はいないのですか」などと質問するほどである。大半が静かに作業し，

一人あるいは二人ずつ組になって散歩している分別のある心神狂患者たちが，とても狂人には見えないからである。この不幸な人たちのことを，われわれは実に長い間，まるで獣ででもあるかのように誤解してきたので，彼らは数世紀にもわたって見捨てられ，冷たい扱いを受けてきた。しかし患者の知性は決して消滅しているわけではない。しばしば歪み，高ぶり，弱まってはいても，失われてはいないのである。

心神狂患者の対象を捉える能力が失われることはめったにない。対象の本質ないし属性を，しばしば誤ることがある。女性を男性と間違えるような大きな誤りはしないが，見知らぬ人を親，友あるいは敵と取り違え，住んでいる家を宮殿や刑務所に変えてしまう等々は起こり得る。したがって患者の五感は乱れており，感覚に誤りがあるということはできるものの，全体に統合されて機能していることが多い。

幻覚と呼ばれている感覚を，知覚の欠陥と見なしてよいものかどうか，私にはわからない。患者は話しかけてくる声が聞こえると信じており，それらの声と会話をする。患者は自分に近づいて語りかけ，行動するように命じる何かしら存在を想像する。脅かす亡霊もいれば，霊感を与える神，聖母，聖人もいる。ある患者は，昼夜を問わず，食事中も散歩中も，たえず想像上の存在につきまとわれている。まさに覚醒中に見る夢である。この感覚錯誤の際立つ特徴は，いくら過ちを説得しても患者が認めない点にある。われわれが示す証拠に，患者はいつもあれこれ言い訳を並べたて，するりと逃げてしまう。そこから声が聞こえてくる，そこに誰か隠れていると訴える扉を開け，誰もいないことを示しても，たったいま出て行ったなどと言い張るのである。

性格傾向と情感すなわち感情機能は，ほとんど必ず障害される。病気のごく初期から，しばしば感情の異常が最初の徴候となる。心神狂患者は最愛の人物にも無関心になる。母親は子どもを見捨て，拒絶し，夫は妻から，子は両親から離れる。愛や愛着は，時にとりたてて理由もなく，嫉妬，無関心，憎しみに置きかわってしまう。好みが変わることもあり，仕事，娯

楽，散歩，社会などに対する興味が失われる。これらの障害は必ず存在し，デリール状態に固有の現象であるので，外見上すっかり理性を取り戻したように見えても，これが残っている限り治癒したとは言えない。逆に，患者が大切に思っていた人の話題にふれた時に，心が動かされる様子を見せ，彼らにぜひ会いたいなどと言うなら，それは一つのよい徴候である。仕事への愛，取り掛かろうとする意欲が戻ることもある。

狂人は湧き起こる情念，熱情が抑えられなくなり，礼儀作法で止めることも，その場にふさわしいかどうか考えて押し留めることもできない。そこで情念は，他の機能を支配して行動に走らせ，さらに他の知的機能異常を引き起こす主要因ともなる。セックスへの病的高揚はエロトマニーや色情症を，高慢は王を，虚栄は女王を，野心は征服者を登場させるのである。

喜び，悲しみ，恐れなど狭義の感情から顕著な効果がもたらされる。いつも楽しそうに歌い，踊り，笑っている患者たちの心の平安を何もかき乱すことはできないが，このような患者は少数である。患者たちはたいてい悲しく不機嫌で，自分は世の中から見捨てられ，近づいてくる人たちの中傷や憎しみの対象になっていると信じている。すべてに怯える患者がいるが，この恐怖は内在しているかのようで周囲の出来事に左右されない。誤った動機から多少とも頻繁な絶望発作に襲われる患者もあり，ひとしきり嘆き，涙を流し，発作が過ぎ去ると再び静かになる。

マニーとデマンスの患者の大部分は，対象を比較し，それぞれの性質を判断することができない。彼らの思考はちりぢりになってまとまりを欠き，しばしば現実の感覚とまったく関連をもたない。狂人のすべてが，そうであるというわけではない。逆に，大多数のモノマニー患者は判断ができるばかりでなく，理性を働かせてある主題にふさわしい複数の考えを述べ掘り下げることができる。ただ，もとになる彼らの原理，論理の根拠が誤っており，思い込み，想像なのである。仮にそれらを真実であると認めるなら，彼らの導いた結論はきわめて正当に思える。すなわち自分を王と信じている患者は，本当に権力を手にしているかのように臣下に命令を下す。

信仰の篤い狂信者は，自らの，そしてあなたの回心を神に祈る。幻覚のある患者は，彼らが見たり聞いたりする存在や声と会話する。あなたのことを敵，迫害者だと思っている患者は，いかにもそれらしくあなたを怒鳴りつける。モノマニー患者は，心の内に秘めた信念，妄想対象に確信をもっていることを淡々と語る。もし人が，患者の言うことに根拠がないと無視するなら，彼らはいとも容易に精神状態を一変させてしまうことだろう。両親あるいは当局に向けて，自らの正当性を訴える手紙を送りつける。まるで絶えず手紙を書くことにとり憑かれ，それが彼らの使命になったかのようである。ピネルは，こうした理性狂気のきわめて興味深い例をいくつか挙げている。なかでも際立っているのは次の例で，1793年，憲兵の一群がビセートルの狂人棟に闖入したときのことである。そこにいた世捨て人の一人が，感性と理性に溢れた話題と，苦痛に満ちた訴えかけにより注目を集めた。彼が，自分は何も迷惑行為に及んだことはなく，見るに耐えない不当な処遇を受けているとまで述べたので，外からきた憲兵たちはすっかりだまされて，この犠牲者を早急に暴君から解放するよう命令してしまった。しかし，自由の身になるかならないかのうちに，彼は一人の憲兵の腕につかみかかったのである。憲兵たちが慌てて病院に連れ戻さなければ，解放者のほうがこっぴどくやられていたにちがいない。

　狂気において，以前の出来事や状況の記憶は失われているか，あるいは失われたように見える。患者はそれらを完全に忘れてしまったかのようである。あるいは出来事や状況は歪められ，休みなく反芻されることで，すべて思考異常の原因ないし口実になる。デリールの期間中に起きたことの記憶は，治癒した後も完全な形で保持される。率直で恥を恐れない患者の誰もが，一つひとつの行動とそれを決めた本当の動機を思い出せると断言した。彼らはしばしば当時のごく些細な事柄まで覚えている。デリールの間にみだらで不道徳な行為に走ってしまった女性たちは，それを私に告白することで，行ったことのどれもが記憶から抜け落ちていない証拠を示してくれた。しかし患者の多くはこれほど率直ではない。すでに自分自身を

十分に苦しめている記憶をたどらないように，何も覚えていないなどと言い張るのである。

　デリール，狂気，知的異常の患者にはその自覚がない，と一般には定義されている。大多数の患者についてはその通りで，ほぼ全員が自分たちは何も問題ないと信じ込んでおり，彼らのために手段を講じ治療を受けさせようとしようものなら驚いて腹を立てる。通常ほかの機能は損なわれないので，患者は外見上，よく食べよく飲み，困ることはなく，散歩し働いている。たとえ彼らが眠れず，非難されるような行いをしてしまったとしても，それは誰かに強制されたせいだ，自分たちがおかしいのではなく，周囲がそう見ているだけだと主張する。一つ注目すべきなのは，多くの患者は食卓を共にする他の患者の理性が失われたと見ていることで，彼らは互いを馬鹿にし合うのである。しかし少数ながら，「頭が病気だ」「精神がかき乱される」「考えることができない」「理性を失ったのがわかる」「おかしい行動なのはわかっているが，ほかにやりようがないのだ」「ばかばかしい考えが浮かぶ」「よくなるためにあらゆる努力をしているが，うまくいかない」などと述べ，自分の精神状態をよく把握している患者がいることも確かである。こうした患者はほぼ全員が，治癒後あるいは回復期にも，自分たちは病気であったと認識でき，施された処置をとても感謝するのである。精神がこの位置にあることは，理性への回帰を示すしるしで，もし患者が以前の状態を認めようとしないなら，用心すべきである。

　意志は，動機にもとづいて決断を下す能力にほかならないが，理性の支配を免れている人は意志にも多大な異常をきたしかねない。心神狂患者の多くは，明らかな動機なしに行動する。考えに支配されて多少とも非難すべき行動に至る患者もあるが，それを正当化する理由は真実を覆い隠している過ちのなかにしかない。悪いことをしている自覚はあるが，それを止めることができないのである。しかし，これらの行動に対して一つ指摘しておきたいのは，デリールが続いている間にも，ともすれば見過ごしがちな真の理由が存在することである。ほとんどの場合，患者は何らかの理由

があって行動している。そうであるから，生きる価値がないと思い込んだ患者が自殺し，病気の母は子どもを天国に送るために殺害するのである。ある夜，連れにひどく殴りかかった女性患者がいる。彼女は治癒後，連れを誘惑者だと見誤り自分が暴行されると思ったからだと，行動の理由を語った。気持ちがめげていると意志はうまく働かない。患者はものごとを選びとる力を欠いているからである。

　気分が高揚すると患者は想像をはばたかせるが，その経過中にいくつか重要な所見が見られる。ピネルは知的活動が極端に高まった例をいくつか挙げている。ある時計修理工は永久運動を発見したと思い込み，それを実現しようときわめて巧妙な機械部品を製造した。患者は討論の場で，しばしば相手を攻撃し怒りを露わにするが，その様相はデリールを発病する前とはずいぶん異なっている。

　一方，想像が衰弱し失われることはより頻繁に生じる。患者は科学や技術について獲得していた知識を忘れてしまうか，あるいは十分には思い出せない。

　エスキロールは，すべての知的異常が注意の損傷から派生するのではないかと考えている。確かに，注意はデリールにおいてつねに損なわれており，マニー患者にはまったくあるいはほとんど失われ，モノマニー患者では注意が過剰に固着している。しかしこれは，食欲不振が胃の不調の前ではなく後に出現するように，異常の結果であって原因ではない。注意とは，脳がその知的機能を行使する特性にほかならないのであるから，機能そのものが破綻すれば必ず損なわれる。すべての脳疾患は同様の現象を呈するので，脳卒中患者は周囲の対象に精神を向けることができない。

　こうして一般に，知性の変容型が単独で，あるいは通常は二つ，三つ組み合わさってデリールを形成する。

　この変容の強度と範囲は千差万別である。狂気の症状をもちながら社会のなかに暮らしている人は，一体どのくらいいるのだろうか？　デマンスに似た症状をもつ者もいれば，ステュピディテに近い鈍化を示す者も，モ

ノマニーを疑わせるような熱情をたぎらせる者もいる。たえずもめ事を起こす男たちは，軽いマニーなのかもしれない。類似の例を見て司法医が決断を下すことにいささか迷うのは，一方では市民の自由，名誉，生命を守り，家族の利益や体面にも配慮し，さらに社会の平穏を保つことを同時に秤にかけるためである。とりわけ病的状態が一過性，一時的に過ぎない場合，それが病的であるかどうかを区別するには熟練を必要とする。デリールはたとえ重症であっても，病期が進んでいない時には，しばしば完全に理性的判断ができる寛解期があるし，これまで見てきたように患者は誤った主義から出発しているだけで，それ以外はまったく理性的にふるまうのである。患者は，犯した罪，被っている迫害を語るが，どれも現実にはなく頭のなかだけに存在する。しかしうまく誘導すれば，信じ込むままを熱っぽく感情豊かに話してくれる。

　以下に，デリールの特徴と最近の見解を示しておこう。
1. 個人の病前性格を反映する。野心家が発狂すると，自分のことを神，王，預言者と信じ込んでしまう。
2. 反対の傾向もある。慎み深く品行方正な女性が羞恥心を失い，卑猥な言動で性交渉に誘うこと，信心深い人が神を冒瀆し，無神論者になることがある。
3. 原因となった事柄が，しばしばデリールの特徴を決定する。恋人に裏切られた女性，夫に捨てられた妻は，いたるところで不実な男性や地獄の責め苦を受ける怪物に出会う。政敵によって地位を追われた長官は，首相から批判されておかしくなり，たえず耳元で非難する声が聞こえる。
4. 病前性格とも発病原因とも無関係な場合がある。脈絡のない非常識な考えが，明らかな動機も連続性もなく湧き出してくる。しかし感覚や判断によって歪曲された現状のなかに，その起源を見いだせることもある。

ほんの少し例を挙げただけで，知性の全般的な異常が千差万別の形態をとっていることがわかる。本性や外観が似ているものを集めると，かなり自然な区分ができ，いくつかの属にまとめられそうである。しかし相互に関連する一連の事象のように，両極端に見えるものが，実はどこかに共通点をもつことがある。一つの属から次の属へ切れ目なく移行するところには，無数の症例が存在するであろう。積極的に分類することが難しい症例にもしばしば遭遇する。要するに，ある属からほかの属へ形が変化するので，こうした区分には確固とした基盤がないことになる。

　この区分は確立してはいないものの，心神狂の属と種を打ち立てるためには，今日まで一定の寄与をもたらした。ここまで見てきたように，この区分はデリール，すなわち目に見える症状のみを基盤に置いている。しかし治療に際してどの方法を適用するかについては，器官の状態や病像全体を考慮するので，知的異常の本性に重点を置くことはしないだろう。

　ピネルは心神狂に四つの属を区別した。第1属はマニーと名づけられ，あらゆる対象における全般デリールを特徴とする。第2属はメランコリックなデリールで，少数の固着観念が前景にたつことを除くと，理性は多少とも保たれているように見える。第3属のデマンス（認知症）は，加齢ないし偶発的な知的能力の衰退である。第4属は悟性の自然あるいは偶発性の完全な欠落で，イディオティスムと呼ばれている。エスキロールはこの分類を改変し，いくつか実用的な変更を加えた。メランコリックなデリールは，必ずしも悲哀傾向を呈するとは限らないので，モノマニーと呼びかえられた。イディオティスムは一般文法の用語なので，イディオティという名称に変えるとともに，思考の偶発的な欠落と見て，デマンスの急性型とした。しかしデマンスと急性デマンスはあまりに違いすぎているので，私は両者を一つの属にまとめるより別々に扱うほうが理にかなっていると考えた。急性デマンスは，マニー性デリールと同様に治癒可能な知的異常である。それに対して真のデマンスは決して治癒することがない。脳が加齢あるいは病気により消耗し，その機能を果たすことができなくなるのであ

る。私はさらに第5属として，後天性痴愚とでも呼びうるものを提唱したい。イディオティと混同されないように，これをステュピディテと名づけよう。この用語は病気の状態をかなりよく表現しているし，他によい名称がないからである。

　そこでこれから，マニー，モノマニー，ステュピディテ，デマンス，イディオティを順に検討してゆこう。

　最初の三つの属は，悟性を誤って行使する異常であり，治療の対象になるために，とりわけ医師の関心を集める一つの綱を形成する。これが狂気と呼ばれており，われわれもあらためてそう名づける一群である。イディオティやデマンスと異なり，狂気にはこれから検討してゆく発病機序，進展，経過，治療のほぼすべてを適用することができる。

## 第1属　イディオティ（精神遅滞）[原注1]

　知的能力が発達する際の欠落で，思考はほとんど働かないが，いくらかの感覚といくらかの性格傾向は有している。

　知性の完全な欠落から異常な発達まで多くの段階があり，最下位の完全イディオティと最上位の天才は，一つの連続したつながりのなかにある。ほとんど思考の働かない者と，物質的な興味しか示さない者との間に大した違いはない。後者のなかには，かなり頭がまとまっていて，ひどく難しい問題を解く者もいるのである。もしコンディヤックが，大理石の彫像に命を吹き込む例を挙げる代わりに人間精神の発達を考えていたなら，その自然な歩みを見てはるかに多くの真実を発見したに違いない。脳がきちんと組織化されなければ，外的対象を捉えることはできない。

---

（原注1）　イディオティをデリール属の一つに含めるべきではない。発達がはじめから欠落するものは狭義の病気ではないからである。両者の位置関係は，子宮の萎縮や欠如によって月経がはじめから到来しない場合と，偶発的に月経が停止した場合に似ている。イディオティは知的な面に生じた形態異常である。

イディオティの患者は，次の四つに区分することができる。

1. 心的存在をまったくもたない者。彼らは自分の要求を何一つ満たすことができず，誰かの介護がなければ間違いなく死んでしまう。サルペトリエール病院には，聾唖で盲目の11歳の少女が入院していた。彼女は，数日前に死亡した母親の傍らで，ほとんど息絶えそうになっているところを発見されたのであるが，こうした例は稀である。

2. いくつかの感覚を有する者。寒さを避け，空腹を知らせることはできる。しかし執着することはなく，食物も与えられない限り自分から探しに行くことはない。彼らが身をゆだねている行動のすべてが，何も考えることなく行われ目的をもたない。

3. 第3の群は，感覚のいくつかは評価でき，周囲の人や対象を認識できるイディオティで，自分によくしてくれる人たちになつきやすい。自分の要求を回りに知らせるのに，仕草，叫び声，たどたどしい言葉など，ある程度表現できる伝達方法を身に付けている。このイディオティに含まれる7歳の女児は，一度しか聞いたことのない歌をすぐに覚えて歌えるという一風変わった才能をもっていた。

4. 痴愚とよばれる一群。感覚の評価ができ，記憶力を有し，生活上の単純な行動を判断でき，分別を要求されない軽作業に従事することができる。日常の要求を満たすために，ごく基本的な言葉を組み合わせて表現する。

狭義のイディオティは，不潔で，どこでも糞尿を排泄する。自慰行動にふけるものも少なくない。痴愚は，もっときちんとしており，性別の違いもわかっていて，出産した女性患者に遭遇することも珍しくない。

イディオティと痴愚は，知的器官が低形成であるだけでなく（人体解剖でいう Voy），すべての身体秩序がたいていこの病的状態にある。概して発

達が悪く，小柄で，早死にであり，30歳，40歳以上生存する例は少ない。大多数がくる病，腺病，麻痺，てんかん，もしくはそれらの病気を併せもっている。頭の外見はよく発達していても，知性を欠くのは，結局のところほかの諸器官同様に脳も低形成だからに違いない。

## 第2属　マニー

　すべてに及ぶ全般デリールである。感覚，思考のスピードが速く，混乱し，まとまりを欠き，発揚と焦燥を伴い，無秩序な動作，叫び，歌，脅し，怒りなどの表現をとる。

　マニーの患者はまるで別の世界に生きているようである。人生の出来事や愛情の対象をすべて忘れてしまったかのようなのだ。時に過去を思い出すことがあっても，意図しない一時的なものに過ぎない。周囲に混沌としたイメージを与えるように知的能力を用いる。そこに見られるのは原因も目的もない無秩序な言葉，明らかな動機もなく交互に出現する喜怒哀楽，歪んだ感覚，誤った判断，曖昧な決断，現在と未来に対する全般的懸念などである。マニーに幻覚はごく稀にしか起こらず，感覚錯誤は重要な症状ではない。発揚はマニーの特徴の一つではあるが，寛解期の患者は穏やかに，診察に対してある程度の注意を向ける。すなわち質問に直接答えることはめったにないが，少なくともある一定時間は，誤解や架空の題材によって中断されない限り，論理的な話をすることができる。

　マニー患者は一般に不潔で，あたりかまわず排泄してしまう。その他の障害についても，これから記述していきたい。

　マニー患者が怒りっぽいことはすでに述べたが，とくにモノマニーを伴う患者にこの傾向が強く，より詳しい検討が必要である。

　躁暴とは，誤った知覚，想起，誤った観念などにより興奮した神経力と筋力とがもたらす発揚である。実在するしないにかかわらず，出来事の原因や証拠になる対象，人物に対する暴力的な憤り，激昂が特徴である。患者は，眼をぎらつかせ，活気にあふれた表情でわめきちらし，居丈高に人

を罵倒し，しばしば乱暴な手段に訴えて何もかも破壊する。筋力は極限まで高まり，向こう見ずな行動に及び，身の危険を省みることができない。患者を制圧するのは容易ではないが，目の前の障壁が余りに高かったり，多くの介護人に囲まれたりすると，正気を取り戻し，隔離室へ連れて行かれるままになる。躁暴発作は，まさしくデリールの突発症状であり，持続や回復の頻度はさまざまである。数分間から数時間に及ぶが，時にはあまりに頻繁に発作が起きるので，躁暴がそのまま持続しているように見える。躁暴発作後には通常，精神的にも身体的にも衰弱し，顔面蒼白となり，激怒した後によく見られるような震えを生じることもある。

　マニーの怒りには特定の原因や対象があるわけではない。これに対してモノマニーでは，怒りがしばしば同一の観念から引き起こされ，同一の原因を有している。モノマニー患者には部分的な分別が残っているので，後になって，なぜ腹が立ったかを語ることができる。

　イディオティは躁暴にはなり得ない。せいぜい周囲から，その我慢できない自動的な動き，目的のない怒り，乱暴で悪意のある動作を見て，躁暴の状態にあるのではないかと想像するほかはない。デマンスの患者も，二つの観念を結びつけることができず自分を取り巻く状況に無関心なので，やはり躁暴にはならない。その身体秩序が興奮を起こし得ないからである。ステュピディテにおいても同様で，知性の表出がまったく認められない。

## 第3属　モノマニー

　モノマニーの特色は，少数の固着観念，優格観念の上にデリールが展開する以外は，すべて事象にかなり理性が保たれている点にある。

　モノマニーは，間違いなくデリールのなかでもっとも頻繁に見られる。原発性のことも続発性のこともあり，マニーの全般デリールは治癒することもあるが，治らないまま明らかなモノマニーに移行することもある。

　多くの場合，妄想は一つに限定されるわけではない。マニーに比べて全般的でなく，隠されているのでわかりにくいだけである。患者がほとんど

理性を失っているように見えても，対象はつねに変わりがなく，患者は絶えずそのことを考え，そこにすべての感覚と思考を集中させているのである．また多くの場合，誤った考えがごく限定されて自然に見えるために，それがおかしいことに気づかないほどである．彼らは仕事をこなし，外見は物静かで，質問にもきちんと返答する．唯一，病的な点に触れたときだけ，彼らが妄想を抱いていることがわかる．

　モノマニーの妄想は，実際に起きた心的原因に結びついており，個人をよく反映する点に特徴がある．周囲とはまったく無関係な観念を抱くこともあるが，ごく稀にしか見られない．この特性のために，モノマニーの妄想は多種多様となる．男性患者には野心や高慢が，女性患者においては虚栄，恋愛，宗教が主題になることが多い．原則は以下のようである．過剰に高慢であれば王者になり，信仰心が篤すぎると預言者になる．女性の虚栄心は女王や王女を創りあげるが，彼女たちは命令を下す権力より装身具や化粧のほうに関心が高い．望郷の念は，人間嫌いや人生に対する嫌悪感，嘆き，自己嫌悪につながる．熱狂的な信仰は勝ち誇りたい心理が宗教色に染まったものであるし，エロトマニーは恋愛熱が高揚したものにほかならない．ピネルのいうデリールを欠くマニーが，モノマニーの一形態であることは疑う余地がない．それは明らかな動機を欠きながら，人間を含め生きものをことごとく殺戮したい願望，残忍さを好む性癖をもつもので，歴史上の注目すべき実例がいくつか挙げられている．すなわちカリグラ，ネロ，ルイ6世など，いずれも残忍さを極め，市民たちの流す血に陶酔した人物たちである．人類の名誉のために，むしろ彼らはモノマニー患者であったと判定したほうがよいのではないだろうか？　汎恐怖すなわち現在やこれから起きるあらゆる出来事を恐れる人は，宗教上の恐怖や永遠の罪という観念にとらわれやすい．自己否定を繰り返すこともあれば，周囲の人々が自分に悪意を抱いているにちがいないと思い込む感覚錯誤や幻覚によることもある．ついにはこれといった理由も無く恐怖に取り付かれることとなる．このようにほとんどすべての事例で，核となる限定的な考えを抽出

することができる。

　エスキロールはモノマニーを，興奮を伴うモノマニーと，意気消沈して悲哀を伴うモノマニーの2種に分けた。彼は後者をリペマニーと名づけたが，他の医学者たちからはメランコリーと呼ばれている。

　興奮を伴うモノマニーは，たえず焦燥にかられ，叫び声を上げ，発作的に怒り出し，激昂するところはマニーにきわめて近い。患者は現実の把握ができず，妄想による強固な信念を抱いているので，怒りが生じやすい。自分にまったく悪いところはなく，忌まわしい陰謀の犠牲になっていると信じ込んでいるので，ごく些細なきっかけから怒り出し，自分の要求を実現させるべく，ありとあらゆる手段をとろうとする。

　リペマニーないしメランコリーの患者は，陰気で喧騒を嫌い，物思いに深くとらわれて沈んでいる。かつては現実には容易に得られない休息を求めて，自らの見方のなかに安らぎを得て引きこもっていたのであろうが，今は人から嫌われていると思い込んでいるのか，あるいは人の犠牲となるのを恐れているのか，同胞の視線を避け逃げ隠れるのである。彼らは自分の状況を嘆き，悲しみ，恥じており，そのために健康なときに知り合った人たちとも疎遠になる。

　モノマニーの類型はすべて，二つのデリールのどちらにも当てはまる。しかし，発揚した高慢，権力愛，支配欲，宗教的な狂信から生まれた考えは，興奮を伴うモノマニーに特徴的であり，郷愁，人間嫌い，汎恐怖の考えや，人生嫌悪などは，リペマニーにより特徴的である。ここで自殺について述べておこう。

　人生には辛い時期がしばしば訪れる。しかし理性ある人間なら，人生の魅力を手放してもよいとはめったに思わないものである。自殺の原因のほとんどが，明らかな狂気か，あるいは精神を取り乱させるほどの，きわめて強い精神的な衝撃である。したがって憂うつで生きるのが嫌になり，今ある存在を無視して，あらかじめ覚めた頭で長い間考えぬき，冷静に計算した後に，自己を破滅する願望が生じて実行に移されることはごく少ない。

健康な人が精神的な原因で自殺を試みたときには，ほぼ確実にデリールの第1幕の始まりとみて差し支えない。知的機能が些細なことで変容して高ぶり，一瞬，絶望に至るのである。自殺未遂の後，多くの女性がデリールになってサルペトリエール病院に搬送されてくる。自殺を2回試みる例は稀である。なぜなら，こうした原因が行動をもたらすのはたいてい一瞬に過ぎず，ひと呼吸おいて落ち着くと，精神がすべての機能を取り戻すからである。自殺はごく短時間に限定したモノマニーにほかならない。人間はまさに自殺を起点として，あるいは完全に狂ってしまうのか，あるいは正気を取り戻すのか，どちらかの終末に向かうのである。

患者を自殺に追い込むのは，通常，感覚の錯誤か判断の誤りである。自分を忌まわしく耐えられないと信じ込む者や，大変な罪に問われていると責める者がいる。また，神や守護神に命じられるままに自殺する者もいる。玄関と間違えて窓から身を投げることがある。永遠に地獄に落ちるという確信，宗教上の恐怖は，きわめてしばしば自殺のきっかけになる。このとき患者はあまりに恐れているため，自殺によってかえって地獄に落ちる時期を早めていることにまで思いが及ばない。自殺の念にとらわれた患者は，いかに実行しようかあれこれ考えて長い時間を費やし，ついに既遂に至るか，あるいは正気を取り戻すまで止めようとしないものであるが，時には周囲の人たちを欺き，その監視をすり抜けるために信じられないような策を用いることもある。

よくよく考え抜いた末に自殺に至る，イギリスでいうところの憂うつ症患者は，人生のあらゆる喜びが尽きたとき，活動的な人生が一段落して暇になったとき，35から45歳くらいの間に自殺する。心情が湧いてこないので無神論や物質主義に陥りやすく，このことがその傾向にますます拍車をかける。憂うつ症は明らかにフランスよりもイギリスに多く見られるが，理由はいくつか考えられる。一つには，イギリスでは貧富の差が激しく，一握りの億万長者がいる一方で，生活が困窮して乞食に身をやつす人々が多数おり，このような両極端が厭世観につながる。偶然に左右されやすい

投機筋の商いも，しばしば精神に多少とも悪影響をもたらしているに違いない。さらに，イギリスのとりわけ上流階級には不道徳，放蕩が蔓延しているので，身も心ももち崩して，苦痛以外の何ものでもなくなってしまった日々の生活に終止符を打つのである。多くの医学者が天候の病気に及ぼす影響も指摘している。自殺がもっとも多い秋，11月は霧がかかり湿度が高い。イギリスとくにロンドン市街地の気候は，いつもこのように陰うつで霧に包まれる。患者はすべてに嫌気がさし，社会から逃れ，孤立するので，医師が助けの手を差しのべないかぎり，自殺念慮がはびこり，ついには死に至る。

## 第4属　ステュピディテ（昏愚）

　思考表出の偶発的な欠落で，患者は思考をもたないか，あるいはもっていても外へ表現することができない。

　ステュピディテの患者は，精神活動がまったく消滅しているかのように見える。彼らは周囲にいっさい関心を示さず，取り巻く対象の動きに無頓着である。外見上はごく平穏である。全般感覚はつねに減弱しており，何も感じず，放尿しても意に介さない。治癒した後にはじめて，彼らの見せていた心的状態が本当はどのようなものであったかを知ることができる。次に例を挙げて考察してみよう。アデール・フシェ，36歳は，1817年9月2日サルペトリエール病院にここ10年で5回目の入院をした。入院時は完全な無頓着の状態であった。われわれの投げかける質問にいっさいの反応を示さず，聞こえてすらいないように見え，与えられた姿勢のままじっとしていた。寝る，起きるなど生活の何もかも考えることがなく，それを行うのに誰かの助けを必要とした。頭部に排液線を留置したときも患者はまったく痛みを訴えることがなかった。この状態は3ヵ月後に唾液分泌過多と頭痛を生じて急速に改善した。彼女の知性は通常の機能を取り戻し，自分の置かれている状況がわかるようになった。彼女が言うには，何も考えられず，最初の一語しか覚えられないので答える力もわかず，頸部排液

線の痛みも感じていなかった，とのことである。これは私が経験した，典型的なステュピディテから回復に至った唯一の症例である。1819年8月25日，ある精神的な衝撃を受けてからおかしくなった22歳の若い女性が，次のような症状で入院してきた。全身蒼白の茫然とした様子で，質問にはまったく答えず，周囲の人や事物に関心を示さず，ところかまわず排泄する。しばらくして彼女は回復して作業を始め，以前の精神状態を振り返ることができるようになった。それによると，質問はきちんと聞き取れていたのだが，一度にあまりに多くの考えが頭に浮かんできてまとまらず，何も答えることができなかった，とのことである。ほかの患者たちも，うまく説明することはできないが，こうした精神喪失のために，どんなに努力しても二つの考えを結びつけることができなかったのだと述べた。

　これらがステュピディテの知的現象であるが，私はこれをイディオティからもデマンスからも分離させて，デリールの一つの属としてまとめることができると考えた。上記の二つとは異なるこの病型を区分することが，果たして妥当であるかどうかは読者の判断にゆだねたい。この二つは，外見は似ているのに本質が異なる。イディオティは一度も知性を獲得したことがなく，デマンスでは一度は獲得した知性が失われたのである。

　私は，デリールの三つの属，イディオティ，デマンス，ステュピディテから各々に特有の症状をうまく取り出すことができない。症状は三つともほぼ同じで，どれも狂気に共通する諸症状である。デリールには単独の症状があるはずなのだが，一つに絞り込めず，同じ症状記載を3回繰り返した。このことは知性の障害によるこの病気を区分することが，正鵠を射とめていないことを示している。どれも器官の病的状態を基礎にもっているに違いない。

## 第5属　デマンス（認知症）

　加齢あるいは心的疾患などにより，器官が消耗した結果，知的能力が全般性に衰退ないし廃絶することで，理性のあらゆる主軸が欠落し，過去を

忘れ，現在と未来に関心を失うことを特徴とする。

　デマンス患者の外見は平穏そうに見える。植物生活は唯一活発で，彼らの大半がつねによく眠り，合併症さえなければ太って栄養状態がよい。

　患者の思考は脈絡がなく何ら明瞭な関連をもたない。まったくちぐはぐなことを次から次へと話し，あることを尋ねても別の答えが返ってくる。かといって高ぶって感情的になることもなければ，決して怒りに身を任せることもない。自らの境遇を気にかけなくなり，肉親や友人に出会っても無関心である。

　老年認知症は，身体秩序をつかさどる器官が先に衰退し，次いで脳の機能が低下する。不摂生をしていた人は，より若年から始まる。知性は徐々に衰弱し，記憶が消え，想像力は乏しくなり，判断の主軸が活力を失い，終には老いに堕ちる。いわば赤子の状態になるのである。

　デマンスは，脳の病気，脳卒中，脳炎，脳震盪に続いて起きることがある。これらの後に，何らかの知的機能，たとえば記憶が失われることは稀でない。

　狂気が治癒しないで十分に長く続くと，最終的にはすべてがデマンスになる。この変化はほぼつねに起こる。

　この心的状態をもたらす脳の解体は，半数以上の例で同時に他の神経疾患，部分ないし全般性の筋麻痺を引き起こす。

## 2）不　眠

　イディオティとデマンス患者の大半は，周囲の状況に無関心で，身体症状もほとんど訴えず，多くの時間を寝て過ごしている。これに対して，マニー，モノマニー，ステュピディテにおいて不眠は，こう言ってよければ必発である。これまでステュピディテはイディオティやデマンスと混同されてきたが，不眠の有無はこの区別に有用である。すなわちステュピディテは，イディオティやデマンスのような慢性疾患ではなく，マニーやモノ

マニーと同じく脳の急性の病的状態によることを示している．不眠は，ほとんどいつも発病当初から，病気の前駆期と呼んでいる時期に始まり，興奮期にも持続し，回復期になると改善してくる．時には何ヵ月も何年も目を閉じることなく過ごす患者もいる．不眠の原因は多様で，脳の病気ばかりとは限らない．デリール，体の苦痛，焦燥，放歌，叫び声なども眠りを妨げる．幻覚，たとえば夜間に何かが見えると，患者は話しかけたり，高揚したり，怒ったり，それに応じて行動する．つきまとう敵なるものがいきなり襲ってくるのではないかと，絶えず怯えて眠らない努力をしているうちに，身体秩序がそれに慣れて，無理なく目覚めていられるようになる．頭痛はごくありふれた不眠の原因である．多くの患者は元気を回復するために，なんとか眠りにつこうと努力するのだが，どうしても眠くならないために眠れない．入眠しても恐ろしい夢に分断される，不意に目覚めてしまい，そのまま寝付けないなどの場合もある．

　デリールが鎮静し諸器官の緊張がほぐれて睡眠が改善することは，回復期に入ったことを示す明確な徴候である．睡眠の回復は，しばしば終末期にデマンスの始まりを告げることもある．ほかの症状はよくなったのに不眠だけが続くときは，病気は治っておらず再燃の恐れがとても高い．

### 3）頭　痛

　狂気に頭痛はきわめて頻度が高く，とくに女性に多い．男性は頭痛を訴えることがずっと少ない．人生のほかの状況でも同じく，持続性ないし間欠性の片頭痛，頭痛は圧倒的に女性に多く，男性はごく稀で，その差は10対1くらいであろうか．内部の強い頭痛はしばしば長期にわたり，デリールがまだ始まらないうちに，あるいはきっかけとなる精神的な衝撃を受ける前から何ヵ月も何年も続く．前駆期の頭痛はほとんどつねに不眠を伴い，それが発症時，進行期には増強する．ところが興奮期に入ると，患者は頭痛を訴えなくなり，むしろ頭が熱い，燃えるようだ，脳の血の巡りが活発

になった，などと言う。このことは，頭痛を引き起こす原因は強さを減じてはいないことを示しており，脳そのものがその苦痛を感じ取れなくなるのである。刺激状態が弱まると，脳はその機能を取り戻し，ふたたび頭痛を感じるようになる。時には当初まったく頭痛がなかった患者が，回復期に頭痛を訴えることもある。回復が進むにつれて頭痛も消失ないし軽減するが，他の症状がすべてなくなっても頭痛だけ残ることがある。これは一般に良い徴候ではない。

頭痛の部位，痛み方，持続などは多岐にわたる。頭の外側がつっぱる，熱っぽい，頭蓋骨の真上を刺されるようだ，などと感じられる。前頭部，頭頂部などに生じることもあるが，一部の胃疾患に見られるような眼窩上の痛みは稀にしか見られない。患者は張った感じ，締め付けられる感じがする，と訴える。時には，内部の深い脳の痛みになることがあり，拍動性に脈うち，熱感や膨張感を伴い，急に頭を動かすと増強する。内部の痛みは片側性のこともあるが，あまり良い徴候ではなく麻痺が生じる懸念がある。頭痛は持続することも，ある時期に限って，たとえば月経時に決まって出現することもある。日中よりは夜，朝より夕方に多い。

頭痛は不眠と同じく，狂気がデマンスに移行するにつれて消失する。

## 4）脳感受性すなわち生動感受性の異常

感覚の機能については既述したので，ここでは皮膚と内部感覚について述べる。

患者たちのこうした生命機能には，完全な無感覚から極端な過敏まで，ありとあらゆる錯誤が見られる。

イディオティ患者の多くは，外部から皮膚への身体刺激をほとんど，あるいはまったく感じることがない。暑さや寒さに耐え，すさまじい傷口や痛みを伴う病気にも，あまり辛そうに見えない。デマンスの患者は，多少ともこの状態に近い。

マニー，モノマニー，ステュピディテの興奮期には，ほぼ必ず身体的無感覚になっており，患者の感受性は低下し，寒さにも外部からの刺激にも罹患した病気にも，程度の差はあるが多少とも無関心である。患者たちは，真冬に靴も靴下もはかず，シャツの上に肩掛け1枚はおっただけで，平気で外に出て水のなかや氷の上を歩く。あらゆる季節の天候不順に動じることがない。予防の手段を講じることはできないが，火をおこすと，多くの患者は喜んで暖をとりにくる。なんとか靴を履かせようとあらゆる努力をしても，裸足で歩きまわるマニー患者がいる。しばしば足が浮腫で膨張し，ついで炎症が起こるが，苦痛を訴える様子もないので，細心の注意を払わないと，患者が自ら気づくのを待っているうちに四肢が凍傷になってしまう。場所の温度を気にかけることなく，砂利や地べたの上に何時間も好んで横になるのはメランコリーの患者である。有機体のこうした状態には，ヒポクラテスの警句「体のどこかに痛みを感じる人は，誰でも痛みに敏感になり，心の不調をも感じとるものである」[訳注1]を当てはめることができる。身体感覚がこのように鈍化するのは，脳器官が変化するばかりでなく，おそらく精神がここに集中しすぎて，体のほかの部位を忘れてしまうために違いない。言うならば患者は頭のなかでしか生きておらず，外界に関心がないのである。次から次へと考えが湧いてきたり，ある考えに固執したり，ほとんどそれに気をとられている。

この時期の患者が，こうした身体秩序にあることを知っておくことは大変に重要である。患者は，自ら苦痛を訴えることがないので，訴えを聞いてからではなく，われわれのほうから苦痛を発見すべきなのである。こうしてわれわれは，厳しい寒さや湿気が患者にもたらす悪影響を予防し，病気が痛み以外にほかの症状として表現されていないか，その徴候を探し求めるのである。

興奮期が過ぎて，全般性の緊張が緩和ないし完全に終息すると，無感覚

---

〔訳注1〕原文は Quicumque aliquà corporis parte dolentes dolorem ferè non sentunt, his mens œgotat.

の状態から一転して極端な感覚過敏が出現することがある。患者は些細な不快感にも耐えることができず，寒さはきわめて苦痛になる。急いで暖をとろうとするので，ストーブには鉄柵を巡らせておかないと事故を起こしかねない。この変化は驚くにあたらない。一定の期間，ある器官が機能を停止すると，その機能を再開するときには必ず，何気なく触れるどの刺激にたいしても過敏になるからである。長い間，暗闇のなかにいた人を，明るい場所に連れてくる際にはよほど慎重にする必要がある。何日も何週間も食物の入っていなかった胃には，手間を厭わずにスプーン2，3杯のスープから始めることである。

## 5) 筋収縮の異常

　筋肉は2種類の病気に罹患する。第1は，創傷，浮腫，肉離れ，炎症など，栄養状態や物理的組成にかかわる病気で，筋肉性と呼ぶことができる。第2は，随意的な収縮運動にかかわるもので，けいれん，テタニー，麻痺など，機能を支配する神経の一次性障害による本質的に神経性の病気である。ここで筋肉は二次的に障害されるに過ぎない。心神狂患者において，前者はほかの人に生じる場合と同じく偶発的に見られる程度であるが，後者ははるかに特異的に出現する。
　狂気は，けいれん発作を繰り返して発病することがある。とはいえ，全般性のけいれんは全経過を通してごく稀である。イディオティ患者の多くはてんかんをもっているが，ほかの心神狂患者に，とくにてんかんが多いわけではない。
　狂気を発症する女性の大半はもともとヒステリーである，と言われてきた。それはかつて女性色情癖や子宮躁暴と，ヒステリーを混同したことによる。ヒステリーでは，主として心窩部，胸部，前頸部にけいれんが生じ，全般性のけいれんを見ることは二の次である。患者は恋愛にのめりこむことはなく，ほかの生活態度や精神は健全である。これに対して，女性色情

癇の患者は性衝動が高まり，生殖器の特徴的な興奮を伴っている。理性が保たれることは稀で，情念が優勢になってすべての行動を支配し慎みは失われる。しかし明らかなけいれんは決して見られない。このように心神狂患者にヒステリーはごく稀であるが，女性色情癖ははるかに多い<sup>(原注2)</sup>。

興奮期の開始数日間，一部の筋肉に緊張が見られる患者がいるが，全般化することは稀である。とくに咬筋を挙上できず，口を開けさせることが困難となる。このような状態が長期間続く場合には，栄養補給のために，鼻から管を入れて胃に食物を流し込む必要が出てくるが，たいていは数日で収まる。

われわれは躁暴の間，筋肉のエネルギーがどれほど大きく増加するのか観察した。

最も頻度の高い筋収縮の異常は，随意運動の全般ないし部分的消滅である。狂気の始まりに麻痺を生じることがある。とくに40歳，45歳くらいの女性に多く，不治であることを示すやっかいな症状である。デマンスにおいて病気が進行すると，筋麻痺はごくふつうに見られる。イディオティとデマンス患者の約半数に麻痺を生じる（この症状については後述しよう）。

一般的に言うなら，心神狂患者の筋肉系はよく保たれ，ほぼすべての患

---

(原注2) ここでヒステリーの本性について述べる機会ができたので，ヒステリー球と呼ばれている現象について考察しておきたい。ヒステリー球とは，腹部由来と思われる球体が胸郭から頸部まで上がり，喉を詰まらせて絞扼感をもたらすものである。この患者を観察すると，頭が一次的で本質的な損傷点であることがわかる。ヒステリーの主な外見上の特徴は筋肉系の一部ないし全般の引きつけ，けいれんであり，とくに前頸部，胸郭壁，横隔膜の諸筋に起こることが多い。それ以外の症状はすべて，発作中に当該器官が隣接する部位に及ぼすいわば機械的作用の結果である。前頸部の筋のみがけいれんすると，気道が閉塞し空気が入らなくなるので絞扼感を生じるのである。胸郭筋がけいれんを起こせば，胸郭の動きが固定され，肺を拡張することができず空気を吸い込めない。横隔膜がけいれんを起こすと，患者はヒステリー球がそこにあるように感じる。ヒステリーの主座を子宮に置いてきた医学者たちは，ヒステリー球も子宮に由来すると考えているが，よく患者を観察するとこの症状が感じられるのは上腹部である。このあたりの筋肉が多少とも引きつるのに応じてヒステリー球が上がってくる。軽い発作時には，上腹部がただ盛り上がる程度にすぎないが，ヒステリー球が激しいと発作後に強い胃痛を起こすことがある。前頸部，胸郭，横隔膜の三つ筋肉が同時にけいれんし引きつると激しい窒息に見舞われ，これが続くと危険である。発作が半時間続いた少女は，2，3分ごとに肺に空気を吸い込むことができず，顔は紫色に充血し，眼球はいまにも飛び出しそうになり，頸静脈は指の太さくらいまで怒張した。

者は散歩し，走り，話し，働くことが可能である。ほかに多少とも重い病気にならなければ，寝たきりになることは稀である。

## 6）脳の外部異常，顔の表情

　脳の外部に表現される現象は脳の状態に直結しているので，脳症状のなかに分類すべきであると思う。この先で病期や治療適応を記述する際に，再度ふれることになるので，いまは簡単に記すにとどめよう。栄養状態の悪さ，頭蓋の変形については，病理解剖の章で述べる。
　一般に病気の前駆期と興奮期における脳の刺激は，頭に顕著な充血を引き起こす。
　頸動脈は強く拍動する。拍動は他の動脈よりも固く，強く，振動する。心臓はすべての動脈に同時に血液を送り出しているのに，このような不均衡を起こすことは珍しい。頸動脈の分枝にも同様の現象が見られる。脳循環のこうした現象に遭遇した場合は，病気の如何を問わず，すべて頭痛と不眠を伴うと見て差し支えない。あれこれ言わなくても，事実を目の当たりにすれば誤ることはない。
　静脈とくに頸静脈は怒張し，患者が怒り，躁暴にある時はより強まる。顔，目，頭皮の毛細血管は多少とも拡張し，その人本来の肌色に応じて，皮膚と結膜を赤く，褐色あるいは紫がかった色にする。額，顔面ときには頭部全体が体の他の部位よりも熱をもつ。患者は熱があると訴えることもあるが，そうでなくても額に触れてみればすぐにわかる。眼は輝き，活発に動きまわり，時にはけいれんする。
　つまりこれらの症状すべてが，刺激部位が近いことを示しているのである。
　心神狂患者の表情を描写することは，前後の印象を保ちつつ観察しなければならないので難しい。発病すると顔の特徴は変わり，全体像が著しく変形するのでまるで別人のように見える。一人ひとりを見ても，抱いてい

る情念，患者の心を占め患者をつき動かすさまざまな観念，妄想の特徴，病気の時期などによって表情はまちまちである。一般的に言うなら，イディオティ患者は間の抜けた表情をしており，そこから何も読み取れない。マニー患者は，精神の動揺を反映して表情も引きつりけいれんしていることがある。ステュピディテの患者からは，表情が消え内面からほとばしるものがない。メランコリー患者の顔貌はこわばり，苦悩ないし著しい気がかりの痕跡が刻まれている。モノマニーのうち，自分を王だと信じている患者は高慢で得意げな表情をしており，信仰の篤い狂信者はへりくだり天地にじっと祈りをささげ，臆病患者はおどおどして人の視線を避ける，などである。こうした表情の特徴があるので，一見しただけで病気を思いつくことができる。

## 2．全般すなわち交感症状

　ここからは発病と同時あるいは少し遅れて出現する狂気の交感症状を見ておきたい。われわれは，患者の外面に作用をもたらすより重篤な異常についてここでは扱わず，それらは後述したい。
　狂気の進展に伴って，身体秩序にはさまざまな不全が出現する。これらは脳機能の変容を直接反映するものではないが，多くの例でとるに足りない症状あるいは原発疾患の症状であるかのように見えるため，長年この病気に携わってきた医学者たちの間でも注目されることはなく，わずか数行で済まされてきた。ピネルの『マニー提要』にはとくに言及されておらず，エスキロールが編纂した『医科学辞典』の狂気の項には1ページ足らずの記載しかない。これらの著作では，すべてが神経障害の記述に費やされている。患者の内面生活は外面の苦痛にほとんど反映することがない。患者は内面に軽い不快を自覚するが，これを訴えることは少なく，まもなく自覚することもなくなる。一般に心神狂患者は安静臥床している必要はなく，

要するに体の機能はおおむね保たれている。

　消化管は体内すべての器官と結びついているので，他の器官がわずかでも障害されると，それに影響されて不調を起こしやすい。こうしたことを知っておくと，消化管症状を見たときに患者を促して内面生活を休息に導くこともできる。大半の心神狂患者は焦燥が始まると次のような消化器症状を訴える。口渇，食欲不振，口がまずいなどであるが，逆に食欲増進が見られることもある。舌は白くかすかに黄色味を帯びるが，重症の胃腸炎に生じるような真っ赤になることはなく，茶褐色や黒色にくすむこともない。胃腸の軽い痛みが起こることがあるが，患者が苦しむほど強まることは少ない。狂気の全経過にわたって便秘はよく見られるが，下痢はごく稀である。こうした軽い不全はせいぜい数日から1，2週間続いていつの間にか治る。この時期を過ぎると食欲はもとに戻り，舌はきれいになり心窩部痛も消えるが，便秘はより頑固に続く。患者の多くは，激しい焦燥で叫び声を上げるので喉が渇き，しきりに水や冷たい飲料を摂取する。

　あらゆる急性疾患は，慢性疾患もそうであるが，心臓の作用に顕著な変化をもたらす。心神狂患者の脳循環についてはすでに述べた。頻脈にはなるが，脳血管の拍動に比べるとあまり強くはない。患者は発症時に，発熱と称する全般症状を呈すると言ってよいだろう。すなわち脈拍が速く強くなり，喉が渇き，食欲が減退し，頭痛，顔面の紅潮などの特徴が見られる。通常の発熱患者は臥床を余儀なくされるが，それとの違いは筋力低下を伴わない点にある。発熱の強さは責任病変の重症度によって異なるので，急性炎症では高熱になるが，種痘接種の発疹時にはそれほどではない。頻繁に動悸を感じる患者もあり，些細な感情変化がこれをもたらす。頻脈，動悸は消化管症状に比べると長く続く傾向がある。脳の刺激が活発なあいだは，心臓の活動もおさまらない。多血質と治療適応については後述する。

　呼吸に目立った症状は現れない。肺結核患者が狂気を発症すると，当然，呼吸機能は悪くなるが，これと心的疾患の合併症を混同してはならない。患者のなかには一過性の息苦しさを訴えることがあるが，私の考えでは，

それらは循環の問題あるいはヒステリー性の不全である。

　栄養は多少とも悪化する。消化が以前ほどは活力素を供給できず，有機体自体がふだんより過剰に消費し，さらに発熱があるので，蓄積された肥満の部分，脂肪は減少せざるを得ない。こうしたことが起きると目は落ち窪み，顔つきは間延びし，皮膚に張りがなくなる。しかし体重減少はあまり目立たず，とくにデリールが興奮を伴わない時には明らかではない。消化が活力を取り戻し，脳の刺激が改善ないし停止するにつれて，脂肪組織は以前の状態に戻り，諸器官の形と固さが戻ってくる。

　患者はうまく発汗できず，皮膚はしばしば乾燥し，触れるとざらざらする。皮膚は焼くような熱感を帯びる。色は顕著な変化を見せ褐色，赤銅色になるが，夏でも冬でも等しくこうなるので太陽を浴びたせいではない。患者の健康が回復すると，色も少しずつ自然に戻る。

　子宮には，妊娠・出産の機能と，月経を起こす機能とがある。妊娠・出産の機能は狂気の影響を受けない。患者は健康女性と同じように妊娠し，流産も起こさず満期で出産することができる。これと異なり月経停止は心的疾患にほぼ必発の症状であり，まったく止まらないまでも量が減り，とても不規則になる。

　これらが，狂気患者の大半に見られる交感症状である。より症状が軽いこともあり，食欲がまったく損なわれず，舌の色も変わらず，皮膚も皮下脂肪も変化しない場合がある。しかし脳機能に目を向けるなら，こちらは必ず障害されている。身体秩序が虚弱な人に強い心的な負担が長期間かかるとデリールを引き起こすが，デリールは患者に深く長引く悲しみをもたらすので，拒食になって諸機能が大きく損なわれる。全身衰弱，るいそう，下痢，急性腸炎，外見上の肺結核などであるが，もともと素質をもっていたために例外的に本当の肺結核を発症することもある。

　われわれは，狂気の2種類の症状を比較検討してきたが，もはや両者の関係に疑いをはさむ余地はないと思う。一方は，循環器や消化器の変調でつねにあるとは限らず，患者の苦痛は少なく長くは続かない。もう一方は，

つねにある顕著な持続症状で、病気そのものを形成し病気の終了とともに消失する。最初にどの症状があり、それがどのように進展するのかについて、これ以上解き明かす必要はないだろう。どちらも一つの共通する起源、脳病変に由来していることは間違いないのではなかろうか？　原因の作用、多様な現象の経過を調査すると、どの点に病理があるのかに疑いは生じない。事実を提示することは、いかなる推論にも勝るのである。

　ところで、このように重篤な知的器官の損傷が、なぜほかの機能にはあまり影響を与えないのであろうか？　この傾向は、外界と関わる生活機能を司る器官が病気になると、どれにも共通するものである。黒内障による聾は聴覚のみ、盲は視覚のみが失われる。てんかん患者は発作間にはまったくあるいはほとんど不自由がない。ヒステリー患者もそれに似ている。大半の麻痺患者は死ぬまでよく飲みよく食べる。神経痛が起こるのは、異常のある神経の支配域だけである。破傷風は、筋肉が固く緊張して血管を圧迫し、気管の拡張や食道から胃への通過を妨げるために、ほぼ機械的な死をもたらすのである。狂気はこれらの疾患とまったく変わるところはない。むしろこの類似性があることから、狂気の主座もまた神経系にあると言い得るのである。

　人間は本質的にこのように造られているのである。外界との関係を維持する諸機能、とりわけ知性は多様で絶え間ない変化に対応できるように造られている。機械は外界から歯車に過度の負荷がかかると、そのたびにぐらついてしまうのであるが、人間はそうならない。そうでなければ、夜を徹して考え込んだり、心を揺さぶるような体験や、数限りない困難に遭遇しながらも、たえず脳を疲れさせずに働かせることなどできるはずがないではないか？　健康な有機体に具わるこの法則は、人生のさまざまな局面においてもつねに変わることがない。同じ原因は同じ結果をもたらすのである。

　脳が炎症を起こして損傷する、あるいはわずか数滴の血液によって圧迫されると、身体秩序全体に及ぼす影響は甚大と言わざるを得ない。確かに

その通りではあるが，脳は外界と関係性を維持する諸機能を支配しているだけではなく，他の諸器官に対しても大きな影響をもっている。脳が損傷すると，知的破綻にとどまらず，身体全般に及ぶのはそのためである。部分の組織化が強く変容する場合はいつも，病気は局所にとどまらない。有機体においては，すべてが結びつき相互に関連しているので，諸器官は各々の苦しみを相互に分かち合っているのである。

# 第2章

# 狂気の原因

　われわれは心神狂の本質的症状の起源を，神経系全般とくに脳の機能変容に求め得ることを示した。症状をつくりだす原因がどのような特徴をもつのかについて，これから検証しようと思うが，これを進めてゆくと，読者はこの病気が特発性であることに納得できるはずである。

　病気の原因は，それをもたらす因果関係の強さに応じて**体質性**と**誘発性**ないし偶発性に区分される。

　体質性の原因とは，ほかの原因から影響されやすい主要部位にあたる。長期間にわたり強く作用しない限り，体質性の原因のみで発病することは稀である。

　誘発性の原因は，体質性とあいまって，あるいは単独で発病をもたらす。当該器官に直接作用して破綻させる場合と，他の器官を介して間接的に破綻させる場合がある。冷えた飲み物を摂取すると胃炎を起こすのは直接的原因の例であり，発汗の抑制や月経が胸膜炎を引き起こすのは間接的原因の例である。

　交感性と呼び得る間接的原因は，より注目に値するが，これを2種類に分けることができる。第1は，一過性の機能破綻にとどまり重症化しないもので，発汗の抑制，月経，痔疾などがある。第2は，真の病気であり，医師はこれに細心の注意を払う必要がある。それ以外の，たとえば肺結核患者に多く見られる痔瘻，先天性股関節脱臼の患者に起きる膝の痛みなどは単なる付帯現象や偶然にすぎない。これをきちんと区別することはきわ

めて重要である。間接的原因が引き起こすこのような病気は，ほかに良い表現がないのだが，生理性とでも呼べるもので，直接的原因による病気とは同一と見て差し支えなく，両方を合わせて特発性と名づけよう。したがって，冷気を吸引して直接に生じた胸膜炎と，皮膚の発汗を抑制したために生理性に起きた胸膜炎とはまったく区別がつかず，どちらも治療は同じである。これ以外の間接的原因，すでにいくつか例を挙げた病理性とでも言い得る原因によって生じた病気を，われわれは交感性疾患と名づけることにした。とりわけ，これから議論するなかにしばしば登場し取り扱う事柄と用語の意味を，互いに合意しておくことは重要である。

　私は，狂気の原因すべてを詳細かつ完全に述べるのではなく，それらの特徴，器官にどのように作用し効果をもたらすのかについて読者の理解を得られるよう努めたい。原因がどのように作用するのか明らかになれば，これを一般に適用することができるだろう。それには人を揺り動かす愛，郷愁，さまざまな情念について詩情豊かに記述する必要はなく，単に示すだけで十分である。病理学者というものは，原因を微に入り細に入り記載することに重点を置き過ぎる。こうした原因は付随する環境により一見すると異なるように見えるが，本質に差はないのである。たとえば，胸膜炎はしばしば気温の変化や突然の寒気により発汗が抑制された場合に発症する，と述べれば事足りるのであって，こうした変化をもたらすあらゆる例，身体秩序を損なうすべての生活環境を採りあげる必要はないのではなかろうか？　大切なのは本質を示すこと，そうすればどう対応すべきなのか自ら見えてくるだろう。医学に不足しているのは目に見える表面的な事象ではなく，研究を導く確固とした本質であり，事実を原因別に再分類する不動の法則である。

　それでは心神狂を作りあげる体質性の原因，脳の直接的な原因，間接的な原因，生理性の原因，病理性の原因の特徴と頻度を順に検証してみよう。心神狂を扱った医学者たちは，必ずしもこうした区分を採用していない。エスキロールは，心因と体因の2群を分けているに過ぎない。しかしこの

## 心　因

|  | サルペトリエール病院 | エスキロール病院 |
|---|---|---|
| 家族の不幸 | 105 | 31 |
| 失恋 | 46 | 25 |
| 政治的事件 | 14 | 31 |
| 熱狂 | 8 | 1 |
| 恐怖 | 38 | 8 |
| 嫉妬 | 18 | 14 |
| 激怒 | 16 | 0 |
| 貧困，財産の喪失 | 77 | 財産の喪失　14 |
| 自尊心の喪失 | 1 | 16 |
| 野心の蹉跌 | 0 | 12 |
| 過度の勉学 | 0 | 13 |
| 人間嫌い | 0 | 2 |
| 合　計 | 323 | 167 |

## 体　因

|  | サルペトリエール病院 | エスキロール病院 |
|---|---|---|
| 遺伝 | 105 | 150 |
| 妊娠中の母親のけいれん | 11 | 4 |
| てんかん | 11 | 2 |
| 月経異常 | 55 | 19 |
| 産褥期 | 52 | 21 |
| 更年期 | 27 | 11 |
| 加齢 | 60 | 4 |
| 日射病 | 12 | 4 |
| 頭部打撲・転落 | 14 | 4 |
| 発熱 | 13 | 12 |
| 梅毒 | 8 | 1 |
| 水銀 | 14 | 18 |
| 消化管寄生虫 | 24 | 4 |
| 卒中 | 60 | 10 |
| 合　計 | 466 | 264 |

　分類表を見ると，互いにかなり異なる原因が一緒にまとめられていることがわかる。これらのなかには遺伝や産褥期のように，脳が影響を受けやすい下地，体質とされるべきものがあり，一方では卒中，日射病，転落など脳に直接作用を及ぼす原因もある。そのいくつかは狂気と無関係の偶発事象のように私には思える。これらの原因は，私の採用した区分にすべて当

| | |
|---|---:|
| 飲酒癖 | 106 |
| 生まれつきのイディオティ | 69 |
| 心身の疲弊 | 49 |
| 加齢 | 36 |
| 精神の激昂 | 58 |
| 脳卒中後の発熱 | 157 |
| てんかん | 118 |
| 親あるいは教師に虐待されて育った若者 | 20 |
| 頭蓋骨形成異常 | 9 |
| 有害物質の発散 | 27 |
| 自慰行為 | 21 |
| 宗教 | 55 |
| 野心 | 78 |
| 恋愛 | 37 |
| 逆境 | 116 |
| 政治的事件 | 24 |
| 悲嘆 | 99 |
| 合　計 | 1079 |

てはめることができるであろう。

　前頁にエスキロールによって作られた二つの表を提示する。一つはサルペトリエール病院の女性患者789例，もう一つは彼の病院で1811年と1812年に男女431例の原因をそれぞれ分類したものである。

　上に掲げるのは1808〜1813年ビセートル病院に入院した心神狂患者1079例の原因である。

## 1．体質性の原因

　この項目において，前掲の表で体因のなかに含まれていた遺伝，産褥期，更年期，加齢を整理しておこう。

　遺伝が狂気を発病させる影響は，他のどの病気と比べてもおそらく最も際立っている。遺伝性の狂気は頻度が高いが，貧困層より富裕層において多く見られる。それは家柄や財産の都合上，すでにこの病気の負因を受け

継いでいる親族同士がしばしば結婚するためである。この体質はとくに王族や大貴族に顕著で，家名を汚さぬように，ごく限られた範囲から結婚相手を選んできたからである。その結果，知的変質という痛ましい状態に陥った家族は，一体どれくらいあるのだろうか！　何世紀にもわたって宗教上の偏見から，国内に少数しかいない仲間内だけで婚姻関係を築いてきたユダヤ人のなかにも同じような例が見られる。サルペトリエール病院には姉妹，母娘，そして時には祖母まで一緒に入院していることが少なくない。

　遺伝のみで狂気が発症することは稀で，脳を興奮させる原因の影響を，遺伝が悪いほうへ導くのである。それでも遺伝が支配している事実に，疑いをはさむ余地のない場合がある。たとえば同じ家族の構成員が，同じ状況，同じ年齢で心神狂になる。エスキロールの『医科学辞典』の狂気の項には「あるスイス人の卸売商には二人の息子がいたが，どちらも19歳で発病し，妻は産後に25歳で発病し，さらに娘も同年齢で産後に発病した」と記されている。サルペトリエール病院には，同じく20歳時に自殺企図でマニーを発症した女性と孫娘がおり，シャラントン病院には，彼女の娘，すなわち孫の母親が同じ理由で入院している。

　遺伝性の狂気は，精神面の奇矯さ，性格のゆがみ，習慣や嗜好の奇妙さ，動機を欠いた突飛な行動などによって早い時期から周囲に気づかれる。このなかには自然科学には適性が乏しく，芸ごとや想像の世界に際限なくのめり込む人があり，時にはデリールそのものが，内在していた知的不全から進行したようにしか見えないこともある。

　こうした遺伝性の病的体質を引き起こすものは果たして何であろう？すべての器官は固有の機能を遂行する役割を担っている。仮に機能が規則的に遂行されないとすれば，器官そのものに何かしら悪いところがあるに違いない。それは原発性ないし形成不全によることも，何らかの原因による偶発性のこともある。どの場合にも病気の部位は同じなのだが成り立ちが違う。結核になりやすい体質は肺や胸郭の形成不全にあるし，尿路結石になりやすい体質は尿の分泌不全にある。この論法で考えると，知性を産

出するのは脳なのだから、狂気になりやすい体質は脳に求められる。身体秩序の原則は、脳に対しても例外ではあり得ない。

　産褥期は、これだけで女性に常軌を失わせる体質になる。女性はこの時期とても感じやすく感情が高ぶるが、ちょうどこの時に一致して悲しい出来事や、病気をもたらすような契機がやってくる。エスキロールによれば、産褥期は狂気を賦活する要因に過ぎず、ここに精神面に働きかける何かしらモラル的な原因が加わらなければ狂気に進展することはまずあり得ない。私はこれまでに経験した産褥期のデリール17例のうち、モラル的な直接の原因が認められなかったのは2例のみである。もっとも、患者とりわけ女性患者に、自らの霊魂の内面にどのような情動の動きがあったのかを語らせるのは、必ずしも容易なことではない。

　産褥期の女性に狂気が発病すると、それは生殖器が脳に影響を及ぼしたせいではないか、悪露や乳汁分泌を抑制したせいではないか、などとつい考えがちである。しかしまず初めに、子宮の病気は脳機能をほとんど破綻させないことに注目しておきたい。その症状は通常、子宮内に留まり、子宮癌患者は意識清明のまま終末を迎える。ほかの子宮疾患の場合も、その大きさ重さを自覚する程度で、生きている間はまったく気づかず、死後に初めてわかることさえある！　次に、出産の数ヵ月後、すでに子宮がもとの状態に戻ってからデリールを発病することがあるが、この場合は全例において、前述した乳汁分泌の抑制、乳房の腫脹、炎症、化膿などは精神症状が始まり狂気に至った後に生じている。私はこうした患者を多数診てきたが、生殖器の症状を呈したものは皆無で、ほとんどの患者の乳房は良好な状態にあった。この場合も産褥期の多数例と同様に、原因となる現象と病気そのものの症状とを、明らかに取り違えているように思われる。

　産褥期が脳機能へ及ぼす影響を強調してこの項を終わりたい。脳は出産を繰り返すたびに機能が破綻して狂気を起こしやすくなるが、毎回、精神面に働くモラル的な原因が加わるとは限らない。サルペトリエール病院には、5回目、6回目の産褥期に初発した女性が入院することが稀ではない。

更年期もまた心神狂の好発時期と見なさなければならない。この年齢の女性は月経が止まり，生気バランスが乱れやすくなる。異性にもてはやされる時期はとっくに終わったのに，欲求ばかりが根強く残っている。外の権利は失っても内に野望を秘めているので，嫉妬が首をもたげ，しばしば妄想を育む原因になる。愛情をたえず希求するうちに，良家の女性は信仰に目覚め，教養のない女性は飲酒に耽る。更年期には，しばしば重篤な体の故障も出てくるので，多くの女性が過ぎ去った日々を嘆き，人生に飽き，メランコリックになって自殺を図る。

68歳になる未婚の女性Rは，大変な美貌の持ち主で，かなりの年齢になるまで言い寄る男も絶えなかったが，しばらく前から豊満な体が萎みはじめ肌に無数の皺ができてしまった。このことに彼女は深く傷つき，完全に理性を失い自殺を図った。彼女は加齢による自然な変化を受け入れようとせず，見栄を張って壊血病のせいでこうなったと言うのである。この婦人はパリの施療院に収容された。

老年期には，身体秩序の緊張が緩み，機能を遂行できる活力が低下する。脳も他の器官と同じように，その活力を失う。感覚は外部の対象に対して，以前より興奮の程度が弱まり，知的機能も活力が減退するだけでなく，たとえば過去の記憶のように，しばしばそのうちのいくつかが失われる。こうして何ら外的な原因はなく老年認知症が発症する。老年期に他の狂気の属が生じることはごく稀である。身体秩序に興奮する余地のない時期に，急性疾患は生じにくいからである。

狂気を発症させやすい精神面，知的状態には，以下のような特性が見られる。

1. 精神に生来的な欠陥があると，知性は発揚に傾きやすく，別の思考系列に支配，征服されやすい。そこから激しい情念が湧きあがり，無秩序で釣り合いのとれない過剰な想像が生じる。
2. 悪しき教育は，精神面と社会面の長所を損ないがちな行動過剰を，

正すどころかまったく反対の方向へ導いてしまう。教育が悪いと人の抑制や節度が失われ，知性と情性とを調和させるためには，何が有害で何が必要なのかについての考えを育成させることもできない。

3. 精神活動を強く支配するのは，ごく少数の形而上学的，思弁的，科学的，宗教的，道徳的ないし政治的な観念にほかならない。
4. 危険きわまりない事業や投機は，その成否にかかわらずつねに興奮をもたらし，絶え間ない不安をかきたて，強い情動を呼び起こす。
5. 大衆が強い関心を寄せる大事件，国民感情を煽る社会の激動は，古い考えを呼び覚ますことも，まったく新しい考えを刺激することもある。あらゆる政治革命，宗教革命，大発見が数多くの心神狂を生み出してきたのはそのためである。1789年から今日まで，フランス革命に関連したさまざまな事件が起こるたびに，気が変になった人たちと収容施設内で遭遇しないことはない。

要するに，狂気は何らかの素因なしに発症することはない，と断言することができる。なぜなら同じ原因に接した人たちすべてに同じ結果を生じるはずであるが，そうはならないからである。そうではなく，明らかに精神的な衝撃は，素因をもつ人には狂気を引き起こすが，別の人には失調熱の原因となるし，第3の人には腹部の炎症をもたらすのに，この作用に充分抵抗できる第4の人には何も起こさない。些細な原因で，あるいは原因なく破綻するのは，不幸にしてそのように準備された脳なのだと思う。私は，狂気を発症するはるか以前から，ごく軽い理由で一過性の激しい頭痛を生じる例をいくつか見てきた。ここで私が述べているのは老年認知症のことではない。老年認知症では必ず知的器官が衰退して生じるからである。

## 2．脳の直接的原因

　われわれのもつ器官の活動は，まったく異なる二つの方法で直接的に障害される。第1は，外力による身体的なもので，器官の組織を圧迫し，変化させ，破壊する。第2は，器官の活動そのものが変調の原因になる場合である。例を挙げてみよう。筋肉リウマチは打撲，転落などによっても起こるし，過労によっても起こり得る。眼の痛みも同様に，眼球結膜へ異物が侵入しても，視力を酷使しても生じる。腸炎の原因はヘルニアの捻転が多いが，消化の負担がかかりすぎても起こる。脳は幸い固い頭蓋骨によって守られているので，外から打撲や損傷を受けることはあまりない。しかしその代わり繊細で重要な多岐にわたる機能を担っているために，機能を遂行すること自体がしばしば脳に障害や変容をもたらし，脳疾患の原因になる。そのことはとりわけ狂気の発病に関わりをもっており，多様に働く生理性の直接原因をこれから見てゆくことにする。その前に身体的な原因を述べるが，こちらは反対にごく稀なものに過ぎない。

### 1）身体的な原因

　頭部打撲，転落など脳全体に影響する原因が狂気を引き起こすことはほとんどない。これらは全般性の震盪や圧迫，その後の出血あるいは化膿により，脳にけいれん，麻痺，さらにほぼ機能が停止するほど重篤な障害を起こす。時には急性疾患の交感性と同じようなデリールも見られるが，このことは知性をつかさどる脳部位が損傷したことを示している。しかし漏出液が吸収ないし排出されることで圧迫が止むと，これらのすべて，少なくとも大半が消失する。損傷があまりに大きいために，もとの状態に完全には復さず麻痺が残る，あるいは一つないしいくつかの知的機能が喪失あ

るいは低下したままのことがある。これは打撲による影響があまりに大きかったため、部分的にしか回復しなかったためだと思われる。脳卒中もまったく同じような症状をもたらす。私はこれまでマニーにしても、モノマニー、ステュピディテにしても、これらの原因から発症した心神狂を見たことがない。唯一、デマンスだけは発症することがある。

　これまで、脳卒中はしばしば狂気の原因と考えられてきたが、それは私が思うには、麻痺に急性と卒中性を混同してこう呼んできたためである。この病気は心神狂患者の命を奪うこともあるのだが、デリールの開始時から出現し再発を告げることもある。同じく急性の狂気に引き続いて、しばしばデマンスの状態が生じる。これは決して原因ではなく、同時にデリールをもたらす脳疾患の症状にすぎない。

## 2）精神面に働きかけるモラル的，知的な原因

　モラル的，知的な原因は、高頻度に脳の組織化と機能を変調させ、心神狂の発症をもたらすおそらく唯一の要因である。このことはピネル、エスキロール、テュークをはじめ、英米の医学者たちが著作に記している。ピネルの『マニー提要』（『心神狂すなわちマニーに関する医学哲学提要』）に掲載されている多数の症例を一瞥しても、実にさまざまな心の情動がデリールを引き起こしていることがわかる。私自身も症例を収集し、さらに多くの患者を診療した結果、心神狂患者のうち少なくとも95％は、何かしらの感情あるいは精神面の衝撃のあとに発症していることがわかった。院内には、精神に革命が勃発したせいでおかしくなったという通説が流布しているが、これはほぼ真理である。ピネルは、ある程度理性の保たれた初診患者に「最近、何か悲しいことや、困った出来ごとなどがありませんでしたか？」と問いかけた。これを否定する患者はほとんどいない。そもそも心神狂が発症するのは、精神が強い情動に傷つきやすく、周囲への関心が活力を蓄えて情念へと転換する年代ではなかろうか？　幼児は、安穏で心配

のない生活を送っており，人と強い結びつきができておらず，まだ社会の荒波にもまれていない。老人は，もはや若いころの幻想を抱かなくなっており，心身の衰えから外界への関心が薄れている。したがってどちらもあまり病気にはならない。

　これまで精神面に働きかけるモラル的な原因が重視されなかったのは，前述した通り，身体的と呼ばれる原因に重きを置き過ぎたためである。すでに見てきたように，身体的な原因が，遺伝，産褥期，更年期のように素因として精神を破綻させることは，ごく稀と見なして差し支えない。とりわけ産褥期と更年期は，むしろしばしば精神面に働く感情要因になる。それ以外の身体的な諸原因についても注意深く調べれば，それが本当に狂気を発症させたのではなく，多少の影響はあったとしても合併に過ぎないことは明らかである。実際，患者には必ずと言ってよいほど霊魂を揺り動かすような感情要因を見いだすことができ，それこそが狂気のさまざまな症状を紡ぎ出す真の作者なのである。

　女性とりわけ若い女性は，霊魂の奥に深く秘めた悩みをなかなか表には現さないことを，よく肝に銘じておかねばならない。女性にとっては家庭内のいざこざが悲しみのもとになることが多く，それをあえて打ち明けようとはしないものである。若い女性はたいてい，自分より綺麗で気に入られている兄弟姉妹や同僚に密かな嫉妬を抱いている！　また不実な恋人を愛した挙句に捨てられておかしくなっても，それを両親に内緒にしていたために，周囲にはさっぱり理由がわからないことが起こり得る。異性との結びつきを求める気持ちがあまりに強いのに抑えつけられている，まるで小説に描かれたような，舞台で演じられるような展開に舞い上がっている，強く望んでいた結婚が満たされない，などの場合にはしばしばメランコリーになる。このようなメランコリーは，真の原因を示唆するような症状を呈するとは限らないので，病気の起源にはなかなか到達できない。このようにして，まだ内に隠されている心的疾患，いずれ姿を現す妄想を捉えることができる。

狂気の精神面に働きかけるモラル的な原因はきわめて多岐に互るが，それは悟性そのものが多様な側面を有するからにほかならない。とりわけ以下を挙げておこう。

1. 精神が，突然強く揺り動かされ，かき乱されると，ただちに機能に破綻をきたすが，一方，ゆっくり持続的に働きかけて，やがて気力を消耗させる場合もある。極度の驚き，怖れ，怒り，喜び，悲しみ，嫉妬，憎しみなどを引き起こし得るすべての出来事は，このようなものである。

2. 人間の精神面と知性には，もとより性格傾向，情念，観念が多少とも影響を及ぼすが，これとは別に予期しないやり方で傷つけ，抑え，攻撃し，焚きつけるものがある。それは，実ることのなかった恋愛，打ち砕かれた野心，傷つけられた自己愛，宗教上のあらゆる咎などのなかに見られる。発症前の状態を観察すると，社会的に下層階級の女性から富裕層の男女まで，それぞれに見合ったさまざまな影響を受けていることがわかる。彼らの対処法が驚くほど異なるのは，教育程度，財政状態，生活様式などによる。庶民階層の女性の多くは，夫の不品行，遊蕩，暴力から生じた家庭の悩みを抱えており，生活を楽にする手段を手に入れることができず，先のことを考えずに浪費するので貧困にあえいでいる。もとはきちんとしていた若い女性労働者が，こうした貧困と不品行のはざまに堕ちて，サルペトリエール病院に連れて来られることが，なんと多いのだろう！　挫折した野心，傷ついた自己愛，過度の勉強，人間嫌い，財務の失敗は富裕層に固有のものである。実らない恋愛，結婚願望は，若い多くの女性の頭をおかしくする。宗教への傾倒は，個人の性格に応じて各々異なる形をとる。野心と支配欲とが一体化すると，神の名を借りてまわりに命令し，人々を回心させようとする狭量で加害的な狂信者になる。逆に気の弱い人は，信仰過剰のせいで汎恐怖，悪魔つきになり，あの世で罰

が下ることを恐れる。そしていささか変わった形として，恋愛願望と信仰が結びつくと，神，聖母マリア，聖人たちと交わされる愛に恍惚となることがある。

　霊魂を揺るがす感情要因が十分に強い場合には，素因のある脳に作用して，はじめの一撃でデリールを引き起こす可能性がある。それには多くのものがあるが，とりわけ生々しい恐怖，怒りの激昂，財産や地位の突然の喪失などである。より多く見られるのは，精神が明らかに取り乱す以前に，その効果が反復あるいは一定期間とどまり続ける場合で，悲しみ，嫉妬，宗教，恋愛などは通常こうした形で働いて妄想が形成される。妄想は徐々に煮詰まり，強まり，まだ残っていた理性がついに抑えきれなくなって姿を現すのである。狂気の潜伏期と進行期を特に取り上げたのは，この病気がたどる経過，すなわちさまざまな原因がどのように作用し，どのように知的機能のなかに出現するのかを，よく示そうとしたからにほかならない。

　脳は知性と情念をつかさどる器官である。しかし私は，精神面に働きかけるモラル的な要因が脳に直接作用して心神狂をもたらすことを証明しようとしても，おそらく徒労に終わるだろうと考えている。他の複数の器官に表現されるのは，脳が反応して起こす交感性の効果に過ぎないからである。喜びは全身の張りを，悲しみは心窩部痛を，驚きや恐れは心臓の鼓動を早め，怒りは筋の緊張亢進をもたらすが，それらは消化活動中の消化管に，強い精神的集中が加わって起こす症状とまったく同じ性質のものである。

## 3．間接的すなわち交感性の原因

### 1）生理性の原因

　生理性の原因とは，とりわけ月経，痔核，乳汁などの自然な分泌や排泄を抑制することによる。以前から長く行われてきた焼灼や発疱剤を用いる打膿法は排泄の一種である。ここでは月経の規則性について述べるにとどめたい。その理由は，ごくありふれたものなので観察が容易であり，ほかの事象は非常に稀であるが，本質的には同じ仕組みと考えることができるからである。

　狂気の患者のほぼ全例に月経異常が見られる。月経異常はしばしば狂気を誘発する原因であると考えられてきたが，注意深く検討した結果，私はデリールすなわち妄想状態をほぼ必ず引き起こすのはモラル的な要因であり，月経停止はむしろその結果であると確信するに至った。ピネルが報告したマニーの症例は月経停止から発病しているが，この問題を解明する多くの示唆に富んでいる。それは30歳の虚弱ではかなげな女性で，ながらくヒステリー発作を繰り返してきたが，恋人から求愛され妊娠し，出産した子どもを大切に育てていた。ところが気の毒なことに恋人に捨てられ，子どもは亡くなり，さらにしばらくして彼女の唯一の支えであった財産を盗まれるという不幸が続いた。彼女は深い絶望に沈み，それまでは規則的に来ていた月経が止まり，睡眠も不安定になった。ここからわかるように，月経停止は心的疾患の結果の一つに過ぎないことは明らかである。これに類似した経過をとる症例を，私は多数挙げることができる。20歳の若い女性が昨年3月サルペトリエール病院に重症のメランコリーで入院した。ほんの3ヵ月前から月経が止まり，それ以前に妄想は周囲には気づかれな

かったのだが，回復後，本人に確かめると，心的疾患は 15ヵ月以上も前に始まっていたことがわかった．時には精神面に強く働きかけるモラル的な要因が，デリールの発病と月経の停止とを同時に引き起こすこともある．花火を見に出かけけた若い娘が，すぐそばで起きた大事故に怯えて，また屋根ふき職人の妻が，屋根から落ちてきた服を夫が転落したと勘違いして驚き，どちらもただちにデリールと月経停止を起こしたのである．この二つはどちらも同じ病気，脳疾患の症状である．私は，月経の停止が確かに心神狂をもたらした場合を 1 例も挙げることができない．ほとんどつねに多少とも先行するモラル的な原因があり，妄想状態が隠れたまま続き，さまざまな病的現象が出現してはじめて狂気の発症に至るのである．

　産褥期の狂気患者に乳汁分泌が停止するのは，私がこれまで月経について述べてきたことと同じく，ほかの自然ないし偶発性の分泌にもよく当てはまる．妄想患者の頭部に発汗が抑制される例をいくつか見たが，それは狂気によるというより，むしろ重症な器官病変から交感性に生じているように思われた．30 歳の女性料理人が，舞踏会から帽子をかぶらずに帰宅したところ，周囲の対象が見分けられなくなり，対象が定まらずうつろいやすい妄想，全身の脱力を呈して，6 日後にサルペトリエール病院に入院した．腹部は膨張しておらず，痛みもなかった．15 日間の治療によって，彼女は知的機能をとり戻し健康が回復した．

　イギリスの医師の間では，アルコールの多飲や酔っ払いは胃に負担がかかり，きわめて高頻度に狂気を発症させる，と考えられてきた．しかし私の考えでは，彼らはアルコールの影響を過大評価している．おそらくアルコールが知的器官にもたらす作用とマニーのデリールとを同一視して，そうなるに違いないと考えたのであろう．酔っ払いとマニー患者を比較してみると，一見同じような現象に見えるかもしれないが，これら二つの状態の共通点はごくわずかしかない．この誤った類推が，狂気は消化管疾患による交感性の病気である，という思い込みに少なからず貢献したと思う．酩酊するとあらゆる器官が侵されるので，泥酔した人は感覚も，知性も，

運動も停止する。それに対してマニーでは、知性は誤ってはいるものの存在しており、著しく損なわれている唯一の機能である。患者には感覚があり、歩き、話し、食事もする。酩酊によるデリールは、重症疾患による交感性デリールに似ているというべきで、それをもたらす原因が去れば回復する一過性の状態である。サルペトリエール病院には、暴飲して路上で保護された女性が稀ならずいるが、理性が完全に失われているのは通常ほんの数日にすぎない。

　アルコール飲料の乱用は、生体のあらゆる活力を衰弱させる。その結果、脳も衰弱して、しばしば麻痺を伴うデマンスの原因になることがある。

## 2）病理性の原因

　狂気は直接的な原因から引き起こされるものであり、神経系以外に見られる症状は脳損傷の結果に過ぎないことをこれまで検証してきたので、その病理性の原因について多くを述べる必要はないであろう。狂気を交感性の症状であると考える医学者たちも、狂気の病理性の原因については一貫した説明をしていない。ある病気が交感性のものであるとするには、明らかにその原因となった別の疾患を指摘しなければならない。たとえば、消化管の特殊な状態から生じる丹毒、ほぼすべての慢性疾患の末期に伴う下痢などである。胸腹部器官に脳機能を損なうほど強い病変がある場合は、重症疾患による急性デリールを引き起こすに過ぎず、これは狂気とはまったく異なるので、これから両者の違いを述べよう。サルペトリエール病院には、重症の女性が精神病として送られてきて、まもなく死んでしまうこともあるが、なかには2, 3週間の治療で完全に良くなる場合がある。これらはたとえば、失調熱や消化器の炎症を心神狂と取り違えたものである。

　これまで狂気の交感性の原因だと考えられてきた疾患のうち、いくつかは単なる合併症に過ぎない。先行する病気が新たな影響を何も及ぼさないのでなければ、初期の肺結核、虫垂炎、子宮腫瘍、肝臓の膿瘍、切創、骨

折などの患者が，知的器官に特発性障害を合併しないことを説明できないからである。これらの疾患は毎日のように，併発したり別々に起きたりする。てんかんはしばしばイディオティと合併するが，イディオティの原因ではなく，おそらくは脳の組織化不全の現れである。ほかの病気について言えば，まさしく精神面のモラル的な原因にほかならないと私には思われる。たとえば，若い娘が誘惑されて時々罹患し悪化する梅毒がそうである。臆病な患者はごく軽い不具合であっても気にやむし，命知らずに見えるような人でさえ，死に至る病にかかっていると思い込むと決して平静ではいられないものである。この機序で狂気に至る経過がよくわかる症例を提示しよう。36 歳の G 婦人は，自殺傾向を伴うメランコリーの状態で 1819 年 9 月 25 日にサルペトリエール病院に入院してきた。21 歳で出産を経験して以来，月に数回，胃痛発作を起こし嘔吐するようになった。患者は 15 年間，ありとあらゆる薬石，治療法を試してきたが，軽くなるどころかますます悪くなるばかりで，そのうちに自分が胃癌に蝕まれていると信じ込むようになった。近親者をその病気で亡くしたことも影響し，治癒の望みも絶たれ，嘆き悲しみながら数ヵ月を過ごしたところで，デリールが発症したのである。本症例において，もし胃が脳に対して交感性に作用したと仮定すると，狂気が出現するまでの長期間に，脳以外の器官にたいしても同じ作用を及ぼしていたと見るのが自然であろう。しかしそうではなく，頭は正常で月経も定期的であった。この症例で興味深いのは，脳疾患が発症することにより胃痛もなくなり，他の器官の健康が戻ってきたことである。一つの刺激が他を駆逐したのである。こういった症例にあっては，病気は知的機能の損傷にあり，他の器官からの作用ではない。他器官の症状は，人生を彩るさまざまな環境と同じように，悲しみ，不安，恐怖の原因になるのである。

　これまで多くの心神狂の主座は消化管にあると思われてきた。消化管は脳をはじめ，すべての身体秩序に関わっており，確かに消化管が病気になると影響は全身に及ぶ。ピネルは一部の熱性疾患に，消化管に由来する髄

膜・胃性，腺・髄膜性という名称を与えている。しかし，ほぼすべての器官の疾患が，消化管の交感性症状を伴うことを忘れてはならない。これらはどれも軽く見えるが，必ず食欲不振，のどの渇き，口内乾燥，嘔気，便秘などで始まる。狂気においても前駆期，進行期，興奮期にこれらの軽い消化管症状を呈することがあるが，重症化することは稀である。脳機能を原発性に障害し，出現するすべての現象を合理的に説明できる原因は，脳とその影響が及ぶ器官のなかに求められる。

要約すると，狂気の原因については以下のように結論できるであろう。
1. 遺伝，産褥期，更年期などは，脳を発病へと向かわせる素因である。しかしこの素因のみで狂気が発症することは稀である。
2. 狂気の真の原因は，脳の知的機能に直接作用するものである。直接ないし交感性に脳の諸機能を乱すものは，どれも狂気を引き起こすことはない。いわゆる重症疾患によるデリールだけは，例外として狂気をもたらすことがある。
3. 狂気の発症に先立ち，あるいは伴って見られるさまざまな病的現象，例えば月経，悪露（おろ），乳汁分泌の停止など複数の器官に生じる障害は，狂気の原因ではなく，むしろ脳疾患の結果と考えるべきである。

## 第3章

# 狂気の進展，経過，終末，類型，予後

　われわれはこれまで，ことさらに狂気において生じる現象の本性を考察することに専念し，こうした現象がどのような秩序に従って進展するのか，どのくらい持続するのか，どのような終末を迎えるのかなどには注意を払ってこなかった。しかし，もし狂気の初期症状を把握でき，疾患を成り立たせている障害の連鎖や経過を追うことができるなら，疾患の本性に関わるすべての疑問も解消できるはずである。これによってまず，本質症状は脳機能の病変から生じること，病気は直接脳に原因を置いていることが証明できる。次に，最初の不全は脳に生じること，脳の働きは大きな影響をもつので，その他の機能は必ず遅れて変調をきたすこと，さらに，脳が興奮状態を脱すると時を同じくして，至るところで諸機能が回復し静穏を取り戻すことを明らかにできれば，脳こそが心神狂の直接的な主座であるというわれわれの見解に，もはや異論を唱える余地はないのではなかろうか？　すべての症状が一挙に出現し，進展が見かけ上自然の秩序に一致しないために，うまく分類することができず，真の起源を見誤る可能性があるとしても，われわれは先に明らかにした原理にもとづいて容易に確実な判断を下すことができる。あらゆる厳密な学問と同じく，ここでは類推が頼りになる味方である。ニュートンがダイヤモンドは可燃性の物体であるとか，水は内部に可燃性の物体を含んでいるなどと考えた時，彼はこれらに共通する特徴，すなわち光を強力に屈折させるという点のみを根拠にしたのである。狂気の場合にも，症状の相対的な強さや外的原因の作用から

得られる多くの手がかりが，われわれに間違いを避ける確かな道筋を与えてくれる。それはいつも，原発性に損傷した器官をはっきりと指し示している。

## 1．進展と経過

狂気は他のあらゆる病気と同じように，発病の原因が作用してから終末までを複数の病相ないし病期に区分することができる。それは前駆期，潜伏期，進行期を経て興奮状態，ここで頂点に達し，さらに減退期，回復期に至る。狂気は持続することもあるし，寛解ないし間欠性になることもある。

各々の病期に生じる特筆すべきことがらを見ておこう。この章ではこれらの病期があたかも規則正しく継起するかのように記載するが，治療すると実際には経過を不規則にさせるようなさまざまな状態が起こり得る。

### 1）原因の作用

狂気の本質的な症状は二通りの形で出現するが，これを知っておくことが大切である。精神的な衝撃はかなり強力で，すぐに思考を破綻させ，たちまちデリールとそれに続く現象を引き起こすほどである。こうした精神的な衝撃は以前から頻繁に生じており，原因はより緩慢に作用して何度もその作用を反復するので，デリールは少しずつ形成され，気づかないうちにすでに存在している。第1の場合，病気は唐突に進行する。観察しても，どのような秩序で進展しているのか，この無秩序をもたらす原因はどこにあるのか，何一つ明らかではない。第2の場合，病気の進行に先立って潜伏期がある。われわれはこれまで潜伏期について僅かしか述べていないが，その正確な知識をもつことはきわめて有用である。というのは，この病期

をよく診ることで，さまざまな病変の起源へ容易にたどり着くことができるからである。このような病変は，デリールがはっきりした形をとる前に，しばしばいくつかの器官に現れる。世間の人々やこの分野について経験の乏しい医師が気づくはるか以前から，脳は機能変調をきたしている可能性があり，さらにこうした交感性の病変をもたらしている起源は知的器官に求められねばならない。

## 2）潜伏期

エスキロールは心的疾患の潜伏期を実に見事に記載している。『医科学事典』から引用しよう。

「狂気には，他のあらゆる疾患と同様に，潜伏期，前駆期がある。患者の両親に問いただすと，彼らを驚かせた狂気の第1幕に先立って，いくつも気づかれなかったことがよく見いだされる。患者は理性がうまく働かず，デリールが出現する前に内面に葛藤を抱いている。まだ誰も気づかないうちに，患者は自分の考えや，そうしないではいられない気持ちと格闘しているのである。ある患者は病気と診断されるずっと以前に，習慣，嗜好，情念が変化しているし，ある患者は極端な思弁に走るようになった。それがうまく通用しないことが原因ではない。それが病気の最初の結果なのである。またある患者は，気高い信仰に唐突な形でのめり込み宣教活動に加わったが，今度はそこから抜け出ることを恐れるあまり，自らを悪に染まってしまったと言い始めた。病気が先行していなければ，宣教がそのような結果を生み出すはずはない。ある若い貴族は，妻が出産する8日前に何の理由も告げず数年もの旅に出発している。旅の間，彼はどこか苛立っていたが6ヵ月後に発病した。実はこの旅立ちそのものが，狂気の第1幕ではなかったか？　このように病気は，しばしばその疑いをもたれないころから存在している可能性がある。」

エスキロールは，これほど見事に病気の進展様式を示したのに，そこか

ら当然導かれる結論へと進まなかったことは何とも不可解である。そこでわれわれ自身もそこへたどり着く前に，もう少し例を挙げてみよう。そのうちのいくつかは複数の機能不全を示している。18歳のアデル・Lは，家族のこうむった不幸に巻き込まれて労働者となることを余儀なくされた。穏やかなゆとりに恵まれた生活が一転し，彼女はただ一人，これらすべての不幸の責任が自分にあると思い込んでしまう。神の怒りを静めるために，彼女は過度の信仰に身を投じた。彼女はあれこれ話をしようと司祭のもとを足繁く訪れるので司祭は当惑し，後に彼女は司祭をまさしく神以上に愛していると感じて苦しむようになる。それまでとても陽気だった彼女は寡黙になり，月経は不規則になり止まってしまう。睡眠が不安定で，恐怖から何回も夜中に目を覚ます。こうした状態にも関わらず，彼女は15ヵ月近くきわめてよく働いた。周囲の人々は彼女の性格が変わったと感じたが，それを分別盛りの年齢にありがちなものと見過ごしていた。サルペトリエール病院に8ヵ月入院して治癒したが，その時はじめて私は，彼女からこのような情報を得ることができた。──19歳のカロリーヌ・Sはデリールを発症する前に，10ヵ月以上の潜伏期があり，両親は彼女が病気とはつゆほども思わなかった。彼女は散歩に出ようとはせず，時折わけもなく泣くばかりなのだ。罪のけがれを清めようと毎日こっそりミサに出かけていた。しだいに両親は彼女に関心を寄せなくなり，それが彼女をさらに深く悲しませた。彼女は痩せこけて眠れず，頭痛がして月経も止まった。3ヵ月後，サルペトリエール病院に連れてこられたが，数日も経たないうちに，またお針子として働いた。こうした情報を得ることができたのは，やはり治癒した後，知的に健全な状態に戻ってからのことである──30歳のコーラはすでに3回のマニー発作を経過している。間欠期はきちんと理性が備わっている様子で働き，規則正しく振る舞う。しかし彼女は私に，自分につきまとう考えを抑えるのがとても大変なのだと何度も訴えた。一種の知的途絶に陥るごく短い期間には，縫い物が時おり彼女の手からずり落ちることすらあった。こうした中断期，というよりもむしろ寛解期はおよそ6ヵ

月続いた。——ギヨーは，恋愛がうまくいかない結果，躁暴性マニーに襲われて，19歳でサルペトリエール病院へ入院してきた。その前年に彼女は働いており，当時は誰もそうは思ってもみなかったが，すでに病気にかかっていたのだった。実際，彼女はいつもより陽気でなくなり，以前ほど仕事が楽しくなく，時には両親に対してもつっけんどんだった。自分でも頭が衰弱し，おかしな考えが振り払っても浮かんでくると感じてはいたが，理性が保たれていたので抑えることができたという。デリールが明らかになるおよそ4ヵ月前，食欲が失われ，月経は不規則になりやがて止まった。不眠，頭痛などが突然起きたりした。こうした例はいくつでも容易に挙げることができる。なぜならすべての自験例は，狂気が通常このように進展することを示しているからである。しかしここでは差し当たり，潜伏期について適切な情報をもたらす範囲にとどめたい。

　狂気は潜伏期において，患者周囲の誰にも知られずにひそかに進行する。原因が最初の一撃を加えると，知的機能が変調を起こし始める。知性が衰弱して新たな観念が湧き起こり，もとの性格傾向や情念は高まるか，あるいは方向を変える。しばしば精神が多少とも欠落するので，患者はその間何も考えられないか，整理できないほど混乱した考えにとらわれる。患者は通常こうした状況変化をよくわかっていて，たいていは苦しむものの，それを周到に隠蔽する。一度発病した人は，はじめて自分に忍び込んできた時と同じ不調を再び感じとると，病気がぶり返すことをよく知っており，あまり口にしないものである。

　患者は自分を苦しめる内部感覚を見せないように努力するが，かえってそのためにしばしばふだんの行動，習慣，感情などのなかに，何か異様なものがふと表に出てしまい，それをもたらしている状態は容易に明らかになる。サルペトリエール病院の職員のなかにも，間欠性マニーの発作が再発，あるいは始まりかかっていることを，はるか前から適切に予見できる者はほとんどいない。これまで陽気だったのに，ふさぎ込み，独りきりで夢みがちになる。患者は，勉強が忙しいとか，散歩は気が進まないなどと

あれこれ理屈をつけて，これまで親しくしていた人を避け，独りでいることを好むが，頭のなかは考えで一杯になっている。はじめのうちはびっくりしても，すぐにそうした考えに支配されて，頭のなかで言い争い，やがて納得して正しいに違いないと信じ込んでしまう。夫と子どもを深く愛してきた主婦が家族を無視し，商人はあきないを放り出し，労働者は仕事に向かわず，信仰の薄い人が教会にしがみつく。とりたてて理由もなく，唐突に泣き出したり笑い出したりする。こうした行動はすべて，過去の経緯とも現在の状況とも調和がとれておらず，もたらしている動機は本人の内面に限られるので，傍から見ている人には何一つ理解することができない。もっとよく知ろうと患者に問いただしても，たいてい無駄である。満足のいく答えが返ってくるどころか拒絶され，患者を咎めて苛立たせるのがおちである。20歳になる若い女性は，彼女を愛してきた両親に対してつっけんどんな態度をとるので，毎日のように両親から叱られ責められ続けた。姉妹たちまでが，彼女は体調がすぐれないと嘘をついている，日々の勤めを果たさないのをそのせいにしている，などと非難したが，実は上に述べたようなことだったのである。

このような潜伏期は，数日，数ヵ月，場合によっては1年以上続くことすらあるが，単に知的病変を示すにとどまらない。脳はほかの部位にも変調をもたらすからである。脳が長い間病気になると必ず他の諸器官もその影響をこうむり，結果的に複数の機能が変調に陥る。眠りは，はじめに不快な夢によって乱され，はっと目覚めると消し飛んでしまう。頭痛が生じることもあり，患者は頭に血が上り，嫌な熱を感じるなどと訴える。消化機能が悪化し，食欲がなくなり，時おり胃が痛む。体重が減り，肌の艶がなくなり，色も変わって濃い土気色になる。月経が，はじめは量，時期とも不規則になり，やがて完全に止まってしまう。自然な流れ，人為的な流れはおおむねどれも同じで，発疹が出現し，リウマチ，痛風あるいは同種の別の症状が消失する。こうした現象はいつも見られるとは限らない。原因が働いて間髪おかずデリールが生じても，一見したところ何も変化が現

れないことがある。やがて背後に潜んでいるデリールの本性が，多少とも表面に浮かび上がってくるので，患者は苛立ち始め，日常生活や健康状態などに不具合を生じ始める。

　狂気の進行期に先立って，症状は最も一般的にこのような形で進展するが，その正確な知識をもつことはきわめて重要である。というのも，われわれはこれを通して，さまざまな不全がどこからもたらされたのか，狂気の起源に遡ることができるからである。もし医学者たちが心神狂の異なる症状をこう分析し，このように発病することに思い至るなら，どれが先でどれが後なのか，どちらが原因でどちらが結果なのかを知りたくて，互いに議論したくなるのではないだろうか？　もしわれわれが今ここに明らかにしたことがらを理解していただけるなら，身体秩序にきわめて大きな影響力をもつ重要器官，脳こそが最初に機能破綻をきたすこと，それがどれほど深刻な破綻であるということは，誰の目にも明白ではないだろうか？　それ以外はすべて結果であり，脳に由来することがわかれば，狂気の主座を胸郭や腹部に求めることなど決して考えつかなかったし，結果に過ぎない月経や母乳の停止，若干の下痢を原因と取り違えることも起こらなかったのではないだろうか？

## 3）進行期

　われわれはまだ，社会の一員としてとどまっている患者を取り上げたばかりである。彼らはいくらか心身の不調はあるものの，外見は健康そうで仕事にも就いているので，本当の状況を見誤りがちである。やがて患者は，理性の支配を離れてこれまでとは異なる考えに衝動的にのめり込み，ごく最近までたずさわっていたものごとや出来事にまったく関心を失い，周囲の対象と関わりをもつことができなくなる。こうした時に至ると，患者自身の利益と公共の安心のために，保障されてきた自由，市民権，政治的な権利を奪わざるを得なくなる。

われわれがこれまでに述べてきたことにもとづけば，たいていの場合，狂気の進行期とは既存の妄想状態が拡大したものに過ぎない。こうした拡大が突然に生じることはごく稀である。ほとんどつねに脳は少なくともある期間，病気を拡大させないような余力を保っている。その例を，潜伏期から明らかな妄想状態へ気づかれないほどゆっくり移行し，かつ進行期を示すような症状を伴わないメランコリー性デリールに見ることができる。患者は理性が一見したところ健全で，心の内を何一つ語ろうとしなかったが，やがてぽつりぽつり言葉を発し，妄想をほのめかす振る舞いが見られるようになる。すると患者は，弁解や隠しだてをするどころか，しかるべく考えて行動していると信じ込んでしまい，それを自慢するほどである。さらに心身のあらゆる手段をなりふりかまわず用いて，自分の考えがいかに正当で，行為がいかに規律にかなっているかを証明しようとするのである。

　ふつうデリールは多少とも突然に姿を現わす。患者はこれまで悩まされ苦しんだ考えを抑えることができたのだが，ここに至るとそれは本当なのだと信じ込むようになり，抑える理由も力も失って，何をしようとも狂気があらゆる症状とともに発症してくる。

　ピネルは心的疾患のこの時期に先立ち，これを予告し付随する症状を，実例にもとづいた表現で記述しているので，そのままここに引用しよう。

「焦燥，漠然とした不安，突然襲ってくる恐怖，絶え間ない不眠状態などが生じ，すぐ後に突飛な動作，奇行，体の不自然な動きが観察者の目にとまるが，それらは秩序を失って混乱している考えが表面化したものである。患者は時おり頭を高くあげて空を見つめる。低い声で話したり，理由なく叫び声をあげたり，わめき散らしたりする。うっとりと内省し，あるいは深くもの想いにふける様子で徘徊しては立ち止まることを繰り返す者もいる。何人かの患者は，過剰に陽気で空疎なユーモアをもち，節操なく笑いころげる。時には本性が正反対に振れるように，陰うつに黙りこんだり，

わけもなく涙を流したり，悲しみを押し殺し，不安そうに見えることもある。目があっという間に充血して陽気にはしゃぎ出す場合は，マニーが切迫しているしるしで，緊急に隔離する必要がある。穏やかな間欠期が長く続いた後，多弁に話し始め，突然笑い声をあげたと思うと急に涙をこぼすような患者は，経験上，この先発作がさらに激しくなるので，ただちに隔離すべきである。夜通し恍惚とした幻影を見るのは，マニー性の信仰発作が始まる前ぶれである。魔法がかった夢を見るのも，うっとりするような美しい装いで愛の対象があたかも出現したかのように感じるのも，同じく愛による時には激しい狂気の発病である。こうした狂気は甘い夢のような性格を帯びるものであるが，著しく思考が錯乱し，理性は完全に動転してしまう。」

　狂気の進行期には，さらにきわめて注目すべき現象が認められる。ある若い女性の知的不全は長年表面化してこなかったが，理性を失い，マニーに特徴的な激しい焦燥状態に陥った時だけ正気に戻った。36歳の女性は，激しい頭痛に襲われ，脳のなかで弓が緩むような音が聞こえたような気がしたとたんに，まぎれもないステュピディテに陥った。私は，けいれん発作の後，狂気を発病した患者を見たこともある。

　潜伏期と同じように進行期においても，脳の機能不全がいつも本質的に前景を占める。もしこれが存在しなければ，私たちは出現する病気の本性に気づかないのではなかろうか？　あらゆる病気のなかで，あまりにありふれて軽度で部分的なので，そう疑われてもしかたがないが，何かしら消化管障害のはずはない。むしろ脳の状態に着目していただきたい。そうすれば，生じていることを取り違えるはずはない。頭痛，不眠，知性の異様な活動などは，どれも十分に狂気の進展を指し示しているからである。

　これが心神狂である。ここに見られる現象の本性にはなお疑問があるものの，交感性ではない十分に本質的な症状が激しく現れてくる。この時期までのデリールは，すでに知っているいくつかの形の一つをまとっている

だけで，とりたてて特徴はない。次は興奮期である。

### 4）興奮期

　マニーやモノマニー患者は興奮すると，外に向かって強い焦燥を示し，顔を赤らめ，目を充血させ，鋭い眼差しで，こめかみが強く脈打ち，話し，叫び，歌い，腹を立て，昼夜かまわず怒りまくり，休もうともしない。メランコリー性のモノマニー患者には，内に向かう強い焦燥があり，陰うつで絶望的な考えにとらわれ恐怖発作に襲われながら，秘かに自殺企図を実行に移す手段を探している。ステュピディテの患者は，何もできず，周囲に無関心で，強い欲求を満たそうともしない。狂気のこの時期においては，不眠が一貫して続き，患者はしばしば緊張を覚え，頭に熱っぽさを感じるが，不平を言うこともない。外界の物体の質を見分けたり，諸器官の変容に伴う痛みを感じたりする神経活動は，一般的に弱まっているか，少なくともすべて脳内に集中しているように見える。なぜ心神狂患者がめったに苦痛を訴えないのか，これがその理由である。寒冷，発泡膏，吹き出ものなどの強い刺激にも平気で，気にとめる様子がない。
　この病期に出現する交感症状は，潜伏期と同じもので，単に激しさを増すだけである。患者の外見はつねに神経機能の深い変容を表し，顔貌が変わる。マニーとモノマニーの患者は表情がたえず移りやすく，メランコリーでは苦悶が固定し，ステュピディテは変化に乏しく無表情になる。体重はふつう減少してくるが，それを人に気づかれない場合もあるし，極端に瘦せてしまうこともある。肌は乾燥し，時には日焼けして若々しい張りを失う。メランコリー患者の肌はたいてい茶褐色を帯びている。ほとんどいつも食欲がなく，喉が渇き，頻繁に便秘が起こり，食物を嫌い，吐き気があり，実際に吐いてしまうこともある。舌は白ないし黄ばんだ舌苔で覆われる。脈は一般に強く，速く，限界まで激しくなる。動悸を起こすことも稀ではない。メランコリー患者のなかには，こうした肺結核と見紛うような

症状を認める者がいる。月経，悪露(おろ)，母乳などがまだ停止していなくても，興奮期にはこれらは必ず止まってしまう。

　この興奮状態の持続期間は実にさまざまである。狂気があまり激しくなく，わずかしか外に現れないことがあるが，その際にもやはり，デリールやいくつかの神経症状をすべて具えている。数日しか続かないことも，数週間の場合も，稀に数ヵ月続くこともある。交感症状が数多く現れることはほとんどない。一般にデリールは激しくても交感症状を伴うことはなく，大半は胃の刺激に由来するものである。

　ここまで多様な症状の本性と，これをもたらす原発性の起源を述べてきたが，ここで新たに繰り返す意味はないし，そうしようとも思わない。脳が病気なのであり，脳の機能が強く破綻しているのである。ほかのあらゆる諸器官は，身体秩序を支配している法則に従って，脳と関係しながら多少ともその影響を受けている。これ以上当然のことはない。したがって狂気の本質的な症状が強まると，必然的に交感症状を増加させるに違いない。

## 5）減退期

　入院後しばらくして，数日あるいは多くが数週間を過ぎると，激しい症状はおさまり寛解が訪れる。患者は煩わされてきたすべてから解放され，適切な治療に向いて少し落ち着いてくる。消化管の機能はもとに戻るが，メランコリー患者では便秘が長く続くことがある。ほかのあらゆる交感症状は同様に消失していくが，月経だけは復活に数ヵ月を要し，そもそも多くの場合再び現れるのは回復期になってからである。たとえば食べようとしない患者，悲しい観念が器官の原動力をたえず弱めてしまう患者のように，デリールの本性が身体秩序を損なうのでなければ，患者はすぐに肥満する。すなわち，狂気はごく短い時間を経過すると，不眠を伴う知的能力の破綻，頭痛，脳興奮などの形をとるに過ぎなくなり，他の機能はすべて，それ以前にあったように規則的に活動する。患者の外観を見れば，栄養が

きちんと摂取できていることがわかる。諸器官は，最初こそ脳疾患によって損なわれるが，最後には新しい影響に慣れてしまい，まるでそのような病気などはじめからなかったかのように機能する。大きな外科手術の後，最初の数日間は全身の発熱が生じ，やがて病気の影響範囲が限定されてくるが，おおむねこれに近い。

　減退期の長さはきわめて幅が広いが，この期間に知的不全はほんのわずか弱まるに過ぎない。減退期は，興奮状態の最後から終末期まで及んでいるので，これを特定するのはとても難しい。実際に治癒は，狂気が発症して幾日もたたないうちに起こることも，2年ないしそれ以上たってようやく起こる場合もある。狂気が原理から見ても経過から見ても，特有のしるしを示して不治であるとの確証が得られない限り，この先間もなく目にするように，われわれは3年後にさえもなお治癒への期待を抱くことが可能である。

## 2．終末期

　狂気の終末には二通りある。一つは治癒であり，いま一つは不治の慢性状態である。これら二つの終末型をそれぞれ検証してみよう。

### 1）治癒，回復

　進行期と同じように，とりたてて外的要因もなく組織化そのものが働いて，突然に健康に戻ることがある。ひどく叱責される，かつて愛していた対象にめぐり合う，罰せられるなど，何かしら精神面のモラル的な衝撃を受けた時もそうである。有機体は変調を起こしやすく，ふつう緩慢にしか回復しないので，こうした例は稀である。傷はまたたく間に実質の欠損をもたらすが，治るには数週間から数ヵ月かかるものである。それでも私は，

たちまち知性を取り戻したステュピディテの女性患者を経験している。同じくステュピディテの若い女性は，窓から身を投げて脳震盪を起こし，一時は理性を取り戻したものの，いくらも経たないうちに今度はマニーになった。エスキロールが報告したこの種の事例のうち，いくつかを以下に挙げておこう。ある若い未婚女性が恋愛を差し止められたことによって深いメランコリーに陥った。彼女は食事をすべて拒否して衰弱したが，数ヵ月後に恋人が結婚の確約をとりつけて現れるとすっかり治ってしまった。こうした若い人にあっては，真のデリールではなく，深い悲しみが病気にさせたのだと私は考えている。結婚は狂気を予防し得る。とは言うものの，一度発症した狂気を結婚が治すとは思われない。なぜなら理性を失った患者は，周囲の説得や自分のなした行為をわかっていないからである。ある男性患者は，名誉心が食べることを禁じたので食事をすべて拒否した。彼が間違っていると数日かけて説得したがうまくいかないので，主君の偽証書を持ってくることにした。そこには患者に食べることを命じ，もし彼がこの命令に従ったとしても名誉毀損を免れる旨が記されていた。患者はこの証書を手にとって何度も読んだ。精神面のモラル的なせめぎ合いが数時間続いた後，彼はついに折れて食べることになり，一命を取り留めた。このような突然に訪れる治癒は，減退期ないし回復期に生じる治癒に比べて，一般に確固としたものではなく再発しやすい。健康を取り戻す多くは，緩慢に回復する形をとる。

　回復期が訪れたことは，心身状態に表れる徴候からそれとわかる。周囲の対象や人物とはまったく無縁に過ごしてきた患者たちは互いに似通っている。誤った根拠を人と話し合えるようになると，患者の注意は回復し始めている。モラル的な感受性が戻ってくると，これまで家族や友人，自らの境遇にまったく関心を示さなかった患者が，人に関わりをもち感情が揺り動かされてほろりと泣いたりする。最もよい兆しは自然な感情が戻ることで，身近な人，子どもたち，友人へ愛情を示すようになる。女性は家事が気になり，自宅に帰りたがる。患者は病気の全経過にわたり仕事を放置

しているが，はじめは無関心であっても，すぐにかつてと同じように熱心にとりかかる。デリールは大きく減退するが，通常ある期間は一過性の不合理な観念にとらわれ，確固たる判断を下すに至らない心の弱さとして残る。患者は自らの状態にどこか確からしさがなく，ためらいもする。決断は自分自身の理性ではなく，むしろ患者を取りまく人によって下されるように見える。患者は心の状態の細部に至るまで忘却していることはないが，そのいくつかを思い出しにくいこともある。一般的に心神狂患者は，自分たちが記憶を保っているなどとは誰も信じないだろうと思っているので，不用意に面接する人に対しては，おぼえている記憶を否定するかもしれない。

　知的機能の活動が改善するに伴って，それを確信できる好ましい徴候が加わる。それは睡眠の回復である。不眠が続く，夢に妨げられる，幻影に怯えて目覚める，このような場合はいつも回復の手ごたえが不確かで再発のおそれがぬぐえない。患者はそこから早く脱したいと，自らのモラル的な状況を欺く可能性もあるが，こうした状況を照らし合わせるなら，容易に取り違えることはないだろう。脳以外のあらゆるところで鈍化していた身体感覚が戻ってくる。患者は頭痛を訴えるが，たいていそれにとどまらず全身倦怠，四肢，胸部，腹部などの痛みを感じる。その部位を焦燥の間，ずっと動かし続けていたからである。頭痛は回復の期間中持続する。治癒後に続くこともあるが，痛みの程度ははるかに低下し期間も短い。

　回復期に入ると，それ以前には改善しなかった他の諸機能も規則性を取り戻すようになる。月経は，もしここまで止まっているなら，自然力のみで，あるいは普段はあまり働いていない何らかの助けを借りることで遅れずにやってくる。時に頑固な便秘も，適切な食事で解消する。

　体の外見には著明な変化が認められる。少し前まで乱雑だった動作は，理にかなったものだけを選んで行うようになる。変質していた肌の色艶や張りは，自然な状態に回復するが，ふつう数日間は血の気の失せたままである。何より驚くほど変わるのは顔つきである。顔はその人の内面に宿る

霊魂を，偽らずありのまま映しだす鏡に他ならない。回復期をいくらか過ぎると，私が数ヵ月間毎日見てきたあの患者の姿はどこかに消えてしまう。マニーの引きつった表情，メランコリーのこわばった表情は，はつらつとした穏やかな顔つきに変わる。淫らな妄想にとらわれて猥褻なことばかり口走り，行為や態度に激しい欲望やそれを充たそうとする意図がありありと表れていたあの若い娘をご覧いただきたい。良識が復活すると，たちまち態度に品位があふれ，顔つきは慎みを帯びてくる。しかし物静かな面相をつねにあてにしてよいとは限らない。それに欺かれることもある。とりわけモノマニー患者は，かなりの頻度で外見上はまったく正常な知性，落ちついた情念を備えているように見える。また逆の意味で誤解を免れる場合もある。顔つきがもとの表情に戻らないときは，つねに狂気はまだ治癒しておらず，患者は一見落ち着いたように見えても，まだ異常観念にとらわれているに違いない。

　ほとんどすべての心神狂患者は，治癒への途上で痩せるようである。時間をおかず回復へ移行する場合はことさらそうなる。顔は蒼白で浮かない表情になり，目鼻立ちはくっきりせず眼はくぼんでいる。このような外見に欺かれてはならない。これは体力低下ではなく，緊張と異常興奮状態が終息したことによる各部位の停滞なのである。頭に上らなくなった血液は大血管のなかに停滞する。それはたとえば間欠熱のような急性疾患には必ず生じるもので，患者ははじめ顔つきがとても良いのに，汗をかいた後は蒼白になる。患者にこの種の停滞が起こらない場合，その多くは一過性の寛解に過ぎない。異常興奮が収まり切らないなら，まだ脳の刺激状態は続いているからである。

　狂気はこのような分利（クリーゼ）をもって終息するのだろうか？　そもそも分利とはいったい何なのだろう？

　人がこの言葉にどんな意味を与えようと，分利とは安定した秩序の対極を占める激しい動きを示す語で，結果として状況の顕著な急変をもたらすものである。政権を転覆させる意図の下に公然と法を破るクーデターは，

政治的な分利とも言い得る。この名称は医学上では，病気の終末期に出現するある現象を指している。

分利の学説は医学の父ヒポクラテスが確立したもので，とても古い歴史をもっている。ヒポクラテスは医学の基礎となる体系を打ち立てたが，同時にその揺るぎない権威が，今日の臨床においては誰も信じていないような誤りを，長い間人々のなかにはびこらせてきたとも言われている。ヒポクラテスは，単に病気が終息する，あるいは分利をもって終息するはずである，と言おうとしたのではなく，分利が現れるはずの宣言日，あらかじめ分利を告知できる指定日を決めようとしたのである。こうした理論は書物のなかではとても魅力的に見えたので，私は医師が教えを施すような説得力に満ちたやり方で，それを臨床に容易に応用できると思っていた。しかし患者を実際に観察してみると，それがどれほど誤っていたかに気づいた。すなわち私は諸器官がいつも自然にゆっくりと回復に向かうのを見てきたし，また病気の持続に関係しているのは，病気の強さ，器官病変の本性，患者固有の体質のみで，外的な条件によりそれが長引いたり短縮したりするに過ぎない。病原体をもたない大多数の病気は，病的な器官ないし緊密に関連する器官が，見かけ上は何も変化せず唐突に融解を起こすことで終息するのである。したがって，止まっていた分泌がいくつか回復する，別のところでは分泌が止まって不具合が生じるなど，逆のことが起こる余地を残している。病気の峠と見なされているこれらの現象はすべて，偶発的なものであったり，病気の付属物であったり，とりわけ病気の一部に生じる好ましい変化の結果なのであって原因ではない。進行期や興奮期においては，組織が張りつめ，分泌が変化して減少ないしやがて停止する過敏症が起こる。興奮が減少し鎮静すると，腺質性ないし小胞性器官が生成する体液が出てくるが，これはふつうはるかに大量で質もまったく異なるものである。風邪末期の鼻粘膜液，胸部疾患における喀痰，多くの病気の終末とりわけ間欠熱の第3発作期に見られる発汗はこうして起こる。しかしありふれた病気の終末がこのようなものであるとしても，感染症において

は必ずしも同じとは限らない。感染症においてわれわれは，身体秩序に排除の原理が働くことを，より自然に推測することができる。経過のある時期に，全般症状の減弱に応じて皮膚とリンパ系の症状が目立つようになるが，これがおそらく分利現象である。天然痘，麻疹，牛痘において，皮膚に発疹が現れると解熱し始めるのは，このことなのである。鼠径リンパ節炎，炭疽病，耳下腺炎では全身状態がなかなか改善せず，ペストではより高熱になるが，これらのどれもが感染症である。もし分利現象が，ほかの病気にもこのように現れるのであれば，われわれはある程度の根拠をもって，これを病気の特徴と見なすことができたであろう。もっとも別の視点からは，こうした現象は病気の一時期に目立ちやすい形で出現するだけで，原因とは無関係であると考えることもできる。

　まとめてみよう。私は分利も分利現象も信じないが，唯一，感染症だけは，分利にかなり近い特徴を示すように思える。

　したがって，狂気は分利をもって終息することはない。損傷した諸機能は，ほぼ全例で段階的に修復してゆく。私は300以上の治癒例を見てきたが，このうち明らかに分利現象が疑われたのはごく少なく，せいぜい15ないし20例ほどであろうか。大多数の例で，脳症状は分利現象が出現しても何ら変化せず，その後もさらに長く続く。20歳の女性ゴスは，躁暴性マニーであった。彼女は病気の最後の6ヵ月間に下痢が続いたが，これを脳疾患の交感症状，あるいは派生効果をもたらし得る偶発症と見なすべきではない。

　25歳くらいの女性ジメルマンは，出産後にマニーになった。左の乳房が固く痛み，外側に化膿巣が現れ，いくつもの開口部から膿が流れ出た。炎症は硬化して終るように見えたが，痛みは強く疼いた。デリールはたえず激しい様相を呈した。阿片を沁みこませたパップが日に何度も取り換えられ，苦痛がひとまず静まると，まもなく乳房が軟く融解して終息した。デリールも同じ経過をたどり，少しずつ軽くなり炎症とほぼ同時に消えた。この例で炎症の治癒を分利と見なすべきだろうか？　まずはじめに，治癒

は緩慢にしか起こらない。そのうえ，正常生理学から見て，乳房の病気が脳をたえず刺激していると考えてもよさそうである。それは軽度であっても，裂傷がけいれんや破傷風の原因と見なすこととほぼ変わらない。19歳の若い女性は1年ほど前からマニーにかかっているが，冬に靴も靴下もはかず庭を歩く習慣があった。はじめは肌の色も変わらず痛みもなかったが，膝や足が腫脹し，やがて発赤や壊疽の水泡が生じた。この病気は心的疾患と同時に治ってしまったが，派生した偶発症の一つである。こうした偶発症は，心神狂患者には心的状態の改善と関わりなく時おり出現する。私は，何人かの患者で回復期になると，癤の発疹や吹き出物が突然現れるのを見たことがあるが，それは稀なことなので，そこから何かしらの結論を引き出してよいとは思わない。

　規則的な経過をとる大半の狂気の終末期は，このようにして健康に戻る。脳がその機能を再び働かせると，それに呼応して身体の残りの部分すべてに再び秩序が生まれる。脳は，最初に最も重く損なわれるが，回復するのは最後である。すでにほかの諸機能は完全に働き，体重が増え肌の艶はもとに戻っていても，知性はまだ衰弱したままである。もしここで患者に通常の仕事を与え，当初の病気をもたらした原因に曝すと，再発する可能性が高い。すなわち狂気の経過は，人間の身体疾患すべての場合と異なるところはない。

　狂気の完治を告げる徴候は，間違いないと断言できるほど十分に確かなものではない。患者が慣れ親しんだ仕事に復帰できることは，その精神が良かれ悪しかれ回復した指標になる。それでも，あらゆる機能が規則的な働きを取り戻し，外見や顔貌が確信，満足，安堵に満たされ，精神が医師ばかりでなく患者本人にも，すべての活力を回復したように見える時，また患者が自分の頭が混乱していたことを認め，その詳細をすすんで語ってくれるなら，喜んで与えられた仕事や任務に立ち戻るのなら，これらのすべてが，デリールの長さ，強さ，本性に応じて幅があるのは当然ではあるが，それを考慮しても一定の期間続くのであれば，狂気は停止したと断言

してよいだろう。

　しかしもし，一個人の状態を法的に立証するよう要請されたとすればどうだろう。それが，その人に何かを禁じるためであれ，犯罪に帰すべき刑罰を軽くするためであれ，理由もわからずに権利を濫用してしまったのか，それとも濫用する可能性があったのかを最終的に判断するためであれ，われわれはどこに保障を求めるべきであろうか？　これはきわめて重大な問題である。医師は，市民の自由，名誉，生活それに財産の管理方法について，ほとんど決定的な宣告をすることになるからである。

　発狂していた，あるいはそのように見えた個人が犯罪行為を行った大多数の例において，私は冤罪を防ぐためには，その人に対して入院させる以上のことをすべきでないと考えている。あることを禁止するにしても，それは当の本人にとっても好ましくない，つい無反省に行ってしまう行為を差し止めるに過ぎないのであるから，複数の人に協力を求め，明らかな狂気例のみに適用すべきである。それに関わった当事者の一人が理性を持ちあわせていなかったと判定されてしまうのであるから，われわれが無効にさせようとする行為は，確かに知的に変調をきたしていた結果なのだと証明できなければならない。そうしなければほぼ確実に，悪意が働いておびただしい紛争が湧き起こるに違いない。

　患者は治癒した後にも，精神のなかにどこか異質なところを残している。ある人はとても過敏で，もし誰かがその人の過去に触れようとすると，自分を非難しているせいだと思い込んでしまう。ある人は，病気の間おそらくまったく意図せずに，両親や友達を罵倒し評判や財産を台無しにしたが，治癒しているのに悲しみを抱き続けている。それに加えて，患者が長きにわたり寛大に扱われることは少ない。狂気は一般の人々の目につねにはっきり映るとは限らないので，意地の悪い見方をすれば，それがさまざまな行為へと広がってしまう。こうして患者への非難が増すと，精神の確かさが保てなくなり，病気の再発をもたらす可能性がある。こうした患者は，健康を維持し頭を強化するために，できるだけ昔の知り合いから離れ，新

しい環境で生活すべきである。B嬢は，発病して高い地位の生活を維持できなくなった。1818年3月治癒してサルペトリエール病院を退院したが，周囲に極端に敏感であった。彼女は兄のもとで1ヵ月暮らしたが，兄の言動に苛立ち再発した。再び治癒してサルペトリエールを退院後かれこれ6ヵ月が経過し，彼女はいまパリ近郊の小さな村に住んでいるが，そこですっかり健康に暮らしている。

## 2）再　発

　私は再発に言及しないまま，この論考を終えるわけにはいかない。というのも，狂気ほど再発する病気は他にないからである。しかし一方では，患者が新たにかかり得る別の心的疾患を，狂気と呼んでしまうかもしれないので，この点によくよく警戒を怠ってはならない。実際に別の疾患，それも基本的に心神狂を疑わせるような特徴的な症状がいくつも現れる。先行する狂気は跡形もなく消失しているが，損傷した器官はまだ脆弱なままなので，ごく軽微な原因が働くだけで再び悪化する。このような場合，健康は決して完全に回復したのではなかったと見なして差し支えないだろう。しかしもし，確かに治癒してから数ヵ月後，数年後に，新たな原因が加わって再び発狂するなら，われわれは果たしてそれを再発と呼ぶだろうか？　その際は，すべての病気がそのように見なされることだろう。なぜなら，病気は十分に近い間欠期をはさんで継続することがしばしばあるからである。さてわれわれは，ある器官がひとたび病気にかかると，病気にかかりやすくなることに注目しておきたい。その器官は原因を呼びこむような脆弱性を内部に保ち続ける。これはとりわけ神経系に該当する傾向で，脳卒中は最初の発作ではめったに死に至らない，神経痛は損傷した神経を破壊しない限りまず痛みは治まらない，などが知られている。狂気から治癒した脳もまた，再び同じ状態に陥りやすい。われわれは，このような病気から回復した人たちのおよそ1/9ないし1/10が見かけ上に過ぎず，いずれ

また新しい病気にかかる，あるいは再発すると見積もっている。しかし最初の場合は原因が存在し，その原因がなければ脳機能は健康であったはずだから，真の再発は 1/15 に届かない。

## 3）狂気から慢性不治状態への移行

われわれは，狂気の最もありふれた，幸福な結果に至る経過を見たところである。ここでは狂気における不治の状態を一瞥しておこう。もともとこうした状態は，われわれがこれから示す兆候によってわかるものであり，あるいは多少とも長期にわたる治療後にだけ認められるものである。そこで初めに，サルペトリエール病院の不治患者部門を一通り見ておくことにしよう。ここではデリールがマニー，モノマニー，ステュピディテのなかで経時的に変形し，慢性化した狂気がデマンスに至るありふれた自然経過を容易にたどることができる。

この部門は以下のように構成されている。
1. イディオティの患者：知能が発達することも衰退することもない。
2. 完全なデマンス状態の患者：知的行為がまったくできず，大部分は麻痺性である。
3. デマンスがそれほど進んでいない患者：ある程度は理にかなった単純行為はできるので，何かしらの雑務に従事して家では得られない喜びを満喫している。
4. ある段階まで回復した患者：過去にデリールがあったが，固着観念が知性の一部を形成して続いているような多くの女性で，軽いモノマニーである。これらの人たちは職に就いているが，精神の変調と折り合いをつけにくい仕事も生活のためにどうしてもしなければならない，という義務さえなければ，一部の人は社会のなかで生きていくことさえできるだろう。

5．間欠性マニー：発作と発作の間は理性が完全に保たれる。
6．精神状態が不変の患者：治療によってデリールも興奮発作もまったく減少しなかった。

したがって，狂気は治癒しない場合に，患者が相応の時間を生き延びるなら，最終的には必ずデマンスになる。ほかのあらゆる器官の病気と同じく，ここでは興奮状態の後は衰退に転じて，生命活動が低下ないし停止に至る。脳の損傷は，最初はほぼもっぱら知的な側面に表れ，最後は神経の側面に表れる。狂気患者に麻痺が頻発するのはこのためである。狂気の位置づけを確認するには，この条件だけで十分に違いない。麻痺は神経系が損傷したときにしか起こらない。しかもいささか重大な脳疾患のすべてに麻痺が見られる。

デマンスには二通りの起こりかたがある。突然に陥る場合と，徐々になる場合である。第1の場合は，状態が良くなっている，あるいは回復期にあるように見える患者が，突然または時を経ずして知性を行使できなくなる。こうなる前に急性麻痺の発作が先行することが多く，その際にたいてい身体のいくつかの部分はまったく動かなくなる。顕著に回復した後，あるいは治癒したかに見えた後に，このような知的消滅状態に陥った患者は，たとえ麻痺を伴わなくても，すべてが不治になる。われわれはいろいろな刺激を試みてはみたが，何一つ脳に活力を取り戻すことはできなかった。多くの事例のなかから以下の2例を挙げておこう。36～40歳の女性ランプルールはマニー患者で，ほぼ1年に及ぶ入院生活で治癒と見なされて退院したが，いくらもしないうちに再入院した。彼女は周囲のすべてにまったく鈍感で，考えもなく，うなじに焼きごてを当てても感じとれずにいたが，1年以上経過しても何ら変化は見られなかった。19歳の女性のフェリシテ・Sは，体格がよく頑強であったが，1818年以降躁暴性マニーにかかっていた。1819年の春，彼女の脳の大半は機能していたが，観念を形成して表現することだけは遅れが目立った。この時期から2ヵ月後，知的機能の

活力がすべて失われ，言葉を一言も発せず，飲んで食べて眠る，まるで植物のような様相を呈するようになった。何をしても彼女をこの心的衰弱状態から回復させることはできない。デマンスは徐々に現れてくるので，その時期を正確に特定することはしばしば不可能である。しかし，間もなくデマンスが訪れる徴候は疑いなく存在する。それは興奮や焦燥が消え，患者が静かになって，途切れ途切れに数語を発する，理由なく笑う，深く眠り込むなどである。

狂気がこのように変質してしまうまでには，かなり長い時間がかかる。その間にデリールは同じままのこともあるし，その性状や強さが変化する場合もある。したがって狂気にまだ回復の希望があるのか，それとも不治であるのかを，2年以内に断言することは難しい。2年を超えると治癒は稀となるので，普通はここに一応の期限をおいている。

## 3．類　型

狂気の大半は持続性であるが，寛解性狂気，間欠性狂気もある。

狂気は持続性とはいうものの，症状の強さがいつも同じ程度とは限らない。病気が悪化して山場を迎えるのは，とりわけ午後4時ないし6時ころである。その際，脈拍はより強く速くなり，頸動脈も強く脈打つ。喉の渇きが激しく，頬は紅潮し，頭はとても熱く，多くの例に頭痛が生じる。このような発熱期に患者はあまり興奮しない。怒ったり騒いだりすることが少なく，むしろ静かにしていることを好むものである。

寛解性狂気は数日から数週間あるいはそれ以上続く。すべての症状は大幅に減退し，部分的には理性も戻ってくるので，このような退潮に続いて回復期がやってきそうに見える。しかし睡眠は回復することはなく，好転もしない。そして間もなく病気は元の状態に戻ってしまう。

発作が長い間隔をあけて，たとえばまる6ヵ月ないし1年おいて出現す

る場合以外は間欠性狂気とするべきではない。再発がより接近して生じている場合は，たいてい寛解状態を見ているのである。各発作は必ずわれわれが記述した進展順序，すなわち潜伏期，進行期，興奮期，減退期，回復期を継時的にたどり健康に戻る。間欠性狂気は，規則的でも不規則的でもあるが，通常は治らない。それぞれの発作は互いによく似ており区別がつかない。理性はいつまでも失われたままである。この種の患者は，毎年ある時期にサルペトリエール病院に数ヵ月入院し，いつも一定の期間が終わると退院してゆく。

## 4．予　後

　私は狂気の予後については確実なデータをほとんどもちあわせていない。私が述べたような好転が起こらなければ，しばしば治療過程において治癒がどの程度期待できるのかを，ひと目で見定めるのは一般に難しい。これらの患者を診ることによく慣れていれば，多少とも確かな推測をすることができるかもしれない。けれども，われわれが根拠としている症状は，一定の法則を確立するにはまだあまりに変わりやすく特徴に乏しい。唯一，時間だけは確かであり，多くの症例において時間が経過すればするほど確実に不治になる。こう知らされても，医師は決して絶望すべきではないし，すぐに治療を放棄してはならない。根気よく治療すれば，1年あるいは2年後に，病気を好ましい結末に導くことができるかもしれないからである。しかしこの期間を過ぎてしまうと，治癒する余地がないと見なして差し支えない。そこで，この主題についてわれわれがよく知っている確かなところを見ることにしよう。
　イディオティとデマンスは不治である。イディオティのいくらか，とりわけ痴愚の患者は，教育を享受するわずかな余地を残している。彼らにある行為を繰り返し教えると，最終的にはそのいくつかを覚えるが，最初の

行為をきちんと身につけることはきわめて難しい。ほとんどつねに彼らは至る所に大便を排泄してしまう。デマンスの患者は，病気の程度に応じて単純な行為を行うことができるし，注意を集中する複雑な操作を要求されない雑役につくこともできる。それでもやがて精神が衰退し，その人の精神面のモラル的存在がまったく失われてしまう時期が訪れる。われわれが狂気と呼んでいる心神狂の3種，すなわちマニー，モノマニー，ステュピディテの予後を，以下の報告にもとづいて検討することができるだろう。

　20～30歳台の患者は他の年齢に比べて治る者が多い。50ないし55歳を越えると治癒は稀になる。

　麻痺を伴う複雑性狂気は決して治らない。このような例では，神経系が元の状態に戻るには病的な変容が大きすぎるのであろう。イディオティに最もよく見られるてんかんは，他の病種にも生じて病像を複雑にするが，不治を示す確実な症状の一つである。

　狂気は急性デリールと何らかの類似性があるので，交感症状がかなり重い場合に，仮に交感症状が消失する，あるいは脳不全をよく反映する交感症状が改善しないのに身体の健康が戻ってくるようなことがあれば，それらすべて不治の恐れを抱かせる悪い兆候である。極度に痩せて結核症状を呈した25～30歳の女性患者数人は，胸郭の両側に焼きごてを当てることによってこれらの病気は治癒した。彼女たちは体重が増し，あらゆる力を取り戻した。しかし妄想はまったく変わることがなかった。したがって現在のところ不治と言わざるを得ない。

　マニー患者はほかより治癒しやすい。興奮を伴うモノマニー患者は，メランコリーやリペマニーより治癒する機会が多い。

　ピネルは，患者が治癒に至る平均期間を6ヵ月と算定した。エスキロールは，それを1年に延長できると考えた。実際に，彼は1年目とほぼ同数の患者を2年目に治癒に導くことができた。この時期を過ぎてしまうと，希望は大幅に少なくなる。

　1223名の女性の治癒について：

1年目に健康を回復した人：　　　604名
　　　2年目に健康を回復した人：　　　502名
　　　3年目に健康を回復した人：　　　 86名
　　　その後7年間で健康を回復した人：41名

　春と秋は，治癒にはもっとも好ましい季節である。冬はもっとも好ましくない季節である。

　治療された患者数に比べると，治癒が得られた数は，その施設がどのような種類の患者を受け入れたのか，医師がどの程度誠意をもって記録を公表したのかによって変わってくる。はじめから成功する可能性が高い患者しか受け入れない施療院もあれば，不治の患者を治癒可能と報告しているところもあるので，こうした事情を考慮に入れないと誤りを冒すことになりかねない。さらに医師というものは，自らの臨床結果を公表するにあたって，しばしば真実よりも，むしろ自尊心や自分が管理している施設の利益を勘案しがちであることも告白しておかねばならない。

　サルペトリエール病院では，病院の運営管理のために毎年治癒の記録を作成している。そこでは当然ながら医師たちは，技量が対処し得る症例しか報告していない。不治の患者は全体の1/3ほどにのぼるが，最初に除外されてしまうことになる。そこで，こうした区分を恣意的に行っていると非難されないように，イディオティ，てんかん，麻痺，50歳以上の患者を不治と見なし，その他はすべて治療の見込みがあると想定している。20年以上の経験によると，そうした患者の半数が治癒に達している。それ以上の良好な結果を出している公的施設はほかにない。

# 第4章

# 急性デリール──狂気との差異について──

　急性デリールは，狂気のあらゆる様相を呈するとしばしば言われてきた。この二つの病気は，知性という同じ機能が変容している点で似通ってはいるが，症状の形，原因，経過，治癒をもたらす治療法は本質的に異なっている。さらに同じ一つの器官から別々の病気が生じる場合にあるように，かなり稀ではあるが，一方から他方へ移行したように見えるいくつかの中間例を別にすれば，この二つは容易に識別できる。要するに両者を混同することはあり得ない。私はこうしたことをよく理解しているし，きっと読者にも納得していただけることだろう。目的を達成するために，まず急性デリールの概要を簡略に記したい。次に，狂気の概要を詳細に示すことで，読者はこの二つの差異を容易に把握できるはずである。さらに疑問が残らないように，各々の特徴を表の形で対比してみよう。

## 1）急性デリールの原因

　急性デリール，あるいはそれを成立させている知的機能の損傷は，通常，身体秩序をもたらす器官あるいは脳そのものの重い症状に過ぎない。それは薬物投与の適用ではなく，むしろ予後に関わる症状である。われわれはそこに三つの原因を取り上げたい。

　　1．重篤な脳損傷

2．他の諸器官の疾患
　　3．ある種の物質の胃に対する作用

　重篤な脳損傷は，脳の機能全体に症状をもたらすが，デリールと昏睡という二つの必須症状を生み出す。デリールは，くも膜炎，脳炎，失調熱より正確には脳性熱において多く出現する。脳振盪，血液性，水性ないし化膿性の溢出，骨片の破壊などによって引き起こされるさまざまな圧迫は，逆に昏睡を発生させる。これらの病気はどれも多くの原因をもっているが，どれもこの二つの症状の間接的な要因に過ぎない。したがって，私はそれに言及することを差し控えたい。
　交感性の急性デリールは頻繁に見られる。自覚を失って死に至る急性ないし慢性疾患は少ない。自然は死期の近い人間を，あたかもヴェールで覆い隠そうとしたかのようである。ある器官がこうした脳不全を引き起こすためには，その器官が重篤しかも急性に侵されていなければならない。器官が変容して活力を吸収する，あるいは近隣の組織が激しい炎症を起こしているような末期を除くと，慢性疾患が原因になることは稀である。このような特徴のいずれも示さないような病気が知性に支障をもたらすことはない。したがって，動脈瘤をもつ心臓病患者のほぼすべてが，肺結核患者の大半が，死ぬ前に精神を病むことはないのである。
　どの身体部位もすべてが等しく脳を損傷するとは限らない。身体秩序が健康に営まれている限り，知的器官に作用することすらない部位もある。たとえば，漿膜は健康状態にあっては諸器官の動きをなめらかにする役割を果たすに過ぎないが，激しい炎症を起こすとたちまち重い症状やデリールを生じさせる。食道の急性炎症はそれを頻繁に引き起こすが，こうしたものはしばしば無力熱と呼ばれている。同様に心臓の炎症や心外膜炎はたちまち脳に影響を及ぼす。肺はあまり脳には影響しないようである。急性の肺胸膜炎がデリールの原因となるのは，かなり遅くなってからである。命にかかわるような外科手術は，終盤にたいていこの種の知的破綻を伴う。

## 第4章　急性デリール——狂気との差異について——

　ほかの諸器官の慢性疾患は，一般に身体秩序を大きく損なうことなく徐々に症状が現れる。その特徴は普通あまり激しくない局所症状，段階的な衰弱と痩身，消化器の何かしら不調といった表現をとる。全経過を通して悟性が乱されることはほとんどない。冷膿瘍やカリエスに蝕まれる肺結核，癌，水腫，腺病の患者をご覧いただきたい。その誰もが，死期が間近に迫るまで知的能力を保ち続けている。唯一の例外は身体秩序が枯渇した時で，その場合は脳も枯渇して機能は活力を失う。したがって私が指摘したように，患者がデリールにとらわれるのは，その存在が終末を迎える前のわずかな時期だけであり，まったくデリールにならない患者も何人かいる。狂気が他の諸器官の慢性疾患に起因すると主張する医師は，自身の健康状態を絶えず気にかけ，体の不調を心配してそのことばかり訴えようとする人に，心気デリールという診断をつける傾向がある。しかしここでは体の病気は現実に存在し，感覚錯誤も判断の誤りも見られないのであるから，それはとりもなおさずデリールではない。死を恐れる人間が深く傷つき，救いのない状況に陥ると不安にかられて慰めを求めるのは至極当然なことである。体の病気はこのような場合にこそ，まさしく精神面に働きかけるモラル的な原因となるのである。

　胃の中に取り込まれたいくつかの物質（胃に炎症をもたらす物質のことではない）は紛れもない急性デリールを引き起こす。私はここで，アルコール飲料，阿片，タバコ，ベラドンナ，チョウセンアサガオの実を論じるにとどめたい。

　アルコール飲料は，一定量摂取すると酩酊をもたらす。酩酊には軽い興奮から意識喪失まで複数の段階がある。第1段階では，胃内部の熱感，全般興奮，筋肉と知的活動の亢進が見られる。端的に言えば思考が早まり陽気に騒ぎ出すのであるが，これらは筋肉と知的活動の亢進によるものである。しかし新たな発酵飲料が胃の中に入るとすぐ，俗に言う血が頭に上り，顔が紅潮し目が輝く。感覚とくに視覚は対象を不完全にしか捉えられず，二重，三重，多重に見える。考えがまとまらず口ごもるが，それは麻痺の

初期に似ている。理性，行為の判断力は消失し，もはや言動も定かでなくなると，その際によく人間の本性が表に現れる。自分が考えているままを口に出し，むしろ隠しごとができないので，酒中の真実 in vino veritas とはよく言ったものである。こうした酩酊の第2段階には，脈拍が増加し，顔と脳の動脈の拍動が顕著になり口が渇くが，筋麻痺の初期症状が生じると，酔っぱらいは足をとられ，歩行によろめき，ろれつが回らなくなる。この種の不摂生に慣れていない人が嘔吐するのもこの時である。第3段階は，完全な意識喪失，全身麻痺，無感覚といったような複数の重症疾患の様相を呈する。胃の内容物を排出すると，紅潮していた顔面は蒼白になるが，脈拍は強くみなぎったままである。こうした卒中性の睡眠後に，数時間，半日，数日といった多少とも長い時間が経過すると，その人は覚醒し，自分が身を置いている場所に心底驚いて，総じて打ちひしがれ，口が粘ついて一服盛られたような不快感に襲われ，吐き気を催すことも嘔吐することもある。そうした人はいつも一種の昏迷に陥って，筋肉もいささか弱まっているので，なんとも腑抜けたような hébété 印象を与えるのである。時にこの種の不摂生に続いて脳が損傷を受けると，振戦せん妄と呼ばれるデリールを伴う一種の昏迷になるが，ふつうは数日の休養，節食，水浴で解消できる。

　麻薬は，脳に対して酩酊とかなり類似した効果を生み出す。東洋人は阿片に酔いしれて，大いなる天上の快楽をむさぼるとのことである。われわれが思うに，阿片は脳の興奮，脳に一種のうっ血をもたらし眠りを強いるのであり，用量を増やすと嘔吐，けいれんを引き起こし死に至る。ベラドンナやチョウセンアサガオの実は，興奮を伴うデリール，ある種不自然で引きつったような快活を引き起こす。患者は周りの対象を少しも意識せず，弱って床につくが，過量に摂取するとやがて嘔吐，けいれんして死亡する。タバコをたしなむ習慣のない人が，噛みタバコを噛んだり喫煙したりすると，消化の途中で急に脳に攻撃を仕掛けるが，興奮させるというより麻痺させるように見える。患者は酔ったようによろめいて，たちまち嘔吐する。

このような物質は，脳にどのように作用するのだろうか？　摂取することで直接に作用するのだろうか，それともまず胃に作用し，それに脳が反応する間接的な効果であろうか？　どちらの説明も支持できそうである。しかし同じ物質を咽喉部に投与すると，同じ効果がより急激により強く発生するので，ここに注目するなら直接作用と言えそうである。蒸留酒を飲む人には胸やけが自然に，時には広範囲に生じるが，このことはアルコールが成分を変えずに取り込まれることを推測させるものである。アルコールは大量に肺から放散されるが，特有な臭いによって容易に識別できる。

われわれは急性デリールの原因について述べてきたが，この病気には主要な原疾患を特徴づけるような症状はなく，むしろそこから遠い症状しか見られない。デリールを伴う脳の重い全般変容においては，すべての諸器官に作用しその機能に影響を及ぼすような主座がより重要になる。これは病気の診断よりむしろ予後を確立するのに役立つ症状である。

## 2）急性デリールを構成する知的破綻

特発性であれ交感性であれ，急性デリールをもたらすようなさまざまな変容が脳に起こると，あらゆる機能は多少とも損傷を受ける。知的破綻は全般に及び，感覚，感情，判断，意志はいずれも健康時のようではあり得ない。知性の働きは，全範囲にわたって損なわれ変容しており，仮に原因が作用し続けるなら，はじめは一部の，やがてはすべての機能が停止する。これらはどれも数分ないしは数時間のうちに起こる。われわれは酩酊において，これらすべての症状を記したので，次に無力熱ないしは失調熱と呼ばれる患者を見ておこう。

ピネルは，病気が一定の段階に達した患者に生じた悟性の状態を次のように記述している。「うつろな眼差し。聴覚，視覚，味覚，嗅覚の衰弱。味覚と嗅覚に頻発する廃絶。昏迷状態，傾眠，めまい，夢想，寡黙デリール。遅延して緩慢な応答，自己に対する無関心など（無力熱）。感覚器官の鈍感

ないし過敏状態。定まらない目つき。不眠ないし傾眠。めまい，昏睡，悟性のデリールないし保全。病気の重大さや近親者への認識欠如。この点に関する極端な無関心ないし継続的不安，悲しみ，恐怖，絶望。即答ないし応答の継続。奇声，吃音，失声。焦燥，藁屑集め（失調熱）。」ピネルはフレネジーにも以下のように言及している。「脳の諸機能に支障をきたし，そこから想像，判断，記憶が障害される。怒号，威嚇，陽気な歌，即答，激昂，高い調子，悪ふざけ，しつこい不眠，悪夢やびくっとして目が覚めるなど。」

　こうした記述のすべてから，知性が全般に変容していることは容易にわかる。この機能の働きは，ほとんどいつも衰弱あるいは多少とも広範囲で消滅している。複数の感覚が容易に消失し，聾，味覚や嗅覚の消失が頻繁に起こる。手は衰弱し，藁屑を集めるように周囲をまさぐるばかりで，ものに触れることも難しい。視力は，感覚のなかでおそらく最も長く保たれる。しかし患者は，やがて自分の両親や周囲の一切の対象を認識できなくなってしまう。幻覚の頻度はかなり高く，最も多いのは幻視である。患者は存在しないものを見ていると信じ込んでいる。この症状が聴覚には起こるのは稀である。知的な策をさまざまに弄すると，感覚との区別がつかない。患者は，周囲の対象とは無関係に脈絡なく言葉を発するが，同じ主題に一定数の観念を正しく結びつけることはできない。時には激怒し絶望に陥るが，その間，叫び，騒ぎ，涙を流す。こうした発作は，しばしば昏睡状態や不可解な夢想を伴って変化する。このような感情の動き，傾向はたいてい急速に姿を消してしまう。意志は，感覚や観念から動機づけられる決意なので，ここでは移ろいやすく，時にはまったく働かないこともある。

　これに対して慢性疾患のデリールは，脳の粗大な興奮ではなく，多くはただ知的諸機能が少しずつ消滅してゆくことを示しているように見える。

## 3）デリールと同時に現れる全般障害

　急性デリールは，重症疾患の結果に過ぎないので，身体秩序を乱す別の

症状が現れるはずである。一部の局所症状は損傷した器官に応じて異なるが、全般症状はその起源がどこであろうとほとんど違いがない。デリールはしばしば全般症状の一部を成しているので、これらの症状がどのようなものであるか見ておこう。

　デリールは、つねに脳の興奮ないし充血を伴う。デリールは最盛期を迎えると、多くは夕刻から夜にかけて断続的になる。循環はより活発に、脈拍は速く、頭部の動脈は激しく脈打つ。眼は充血してぎらつき、時には乾いて目脂がこびりつく。頬骨のあたりが紅潮し、顔は多少ともゆがみ、患者の精神に作用する観念の本性、病気の特徴や時期に応じて表情を変える。躁暴性デリールでは、顔は激しく引きつってこわばり、打ちのめされ驚いたような表情になり、夢想にふけり絶望に陥っている時は動きがほとんど止まる。脳が神経器官に影響を及ぼすために、随意運動は著しく変容してしまい、全体的に力が弱く、動くことが非常に困難あるいは不可能なくらい極端な無動症になったり、仰向けに寝る必要が生じたり、焦燥が続き、身震い、けいれん、藁屑集めなどが起こる。藁屑集めをする患者は、誤った観念や感覚に激しく刺激されて、起き上がり、物にぶつかり、窓から身を投げたりする。この活発な状態は長くは続かないが、誰かが助けに駆けつけてベッドに寝かしつけなければ、患者はたちまち床に倒れてしまう。

　病気がデリールを引き起こすほど強い時は、どんな機能も変調をきたす。たいてい皮膚の発汗は止まり、肌は乾燥し、燃えるように熱をもつか、あるいは冷たくなる。口はつねに乾燥し、口内のいたるところが、黄から黒まで多彩な粘液に覆われる。病気が厄介な展開をたどると、咽頭や食道がけいれん、麻痺して、ものを飲み込むのに支障をきたし、飲み物はあたかも動かない管に入ったかのようである。同じころあるいは少し前に、排便が液状、黒色になり、悪臭を放つ。尿は透明なこともあるが、しばしば濃く、泥水のようになることもある。膀胱は時おり麻痺する。これらの症状は、損傷した器官の種類、病気の本性、患者に特有な気質など多くの状況に応じて、強さや数が変化する。

**4）予後と治療**

　一般にデリールは手ごわい症状である。デリールが生じるためには，病気がある程度の強さに達している必要があり，慢性疾患が近い将来に痛ましい結末を迎えることを告げるものである。継続的にデリールを有する患者の半数以上が死亡すると見られる。失調熱，フレネジーすなわちくも膜炎，脳の炎症や膿瘍は危険である。無力熱すなわち局所炎症は全身に重篤な結果をもたらすが，その危険性もよく知られている。

　デリールそれ自体は何ら治療の示唆を与えてはくれない。デリールを引き起こす原因のうち，考慮すべきなのは器官の状態である。他の病気と同じように，一つだけかけ離れた症状をここで取り扱うべきではない。もしデリールが交感性のものであるなら，器官の病変が当初から存在しているはずであり，一方が消失すれば，もう一方も消失するだろう。さらに言えば，一方に使用する治療薬がこの規則からはずれると，もう一方に有効な治療薬とはしばしば拮抗してしまう。無力熱から間接的に発生した衰弱に注意を奪われて，麝香，カンフル，アンモニアを使用すると，病状をむしろ悪化させてしまうのはこの理由による。こうした例では，交感性の刺激により脳が充血症状を示すとき以外は，脳に働きかけてはならない。その際は，誘導剤，局所瀉血，時には鎮痛剤を用いるといくらか有効である。

　失調熱，フレネジー，脳炎に見られる特発性デリールには，当該疾患の治療が必要である。しかしそのような特発性デリールのなかには狂気に近い一種がある。それは他機能の重篤な異常を伴わないので，おそらくは失調熱の一類型に過ぎない。この特発性デリールには，鎮静剤とりわけ浣腸で阿片チンキを投与すると著効が得られる。ほぼ類似の手法は，振戦せん妄にも推奨され，この薬物を1日1ないしは2グロ投与する。エスキロールはサルペトリエール病院でこれを行っていたが，絶食，休息，水浴による治療にとどまっていては，より早く患者を治癒に導くことはできない。

## 5) 急性デリールと狂気を明確に区別する主な特徴[訳注1]

|   | 狂　気 | 急性デリール |
|---|---|---|
| 1 | 本質的かつほとんどもっぱら知的破綻から成り立っている。デリールのない狂気は存在しない。 | 一つの症状に過ぎない。この症状は原疾患に特有なものでも本質を決定するものでもない。急性デリールが起こらなくても原疾患は依然として存在しているだろう。 |
| 2 | 知性が完全に損なわれることは稀である。最も目立つのは，複数の機能が変容し偏向することである。感覚は健全である。たとえ正しく知覚されなくても，少なくとも知覚はしており，偶発的なことがなければ活動が失われることはない。通常現れるのは調和を欠いた知的機能の過剰活動，方向の偏りないし誤りである。モノマニー患者とマニー患者は話し始めると長く，とりわけ前者はよく言い争いになる。患者は意志が強く，理由のある行動を起こす。これはしばしば単なる屁理屈に過ぎず，ここから誤った観念が延々と続く。患者は病気の間に起こったことがらをすべて記憶している。<br>ここではイディオティ，デマンスにはふれない。 | この症状は，偏向というよりむしろ消滅，知的調和の欠落である。感覚は不完全になり，感覚の起源となるもののいくつかあるいはすべてがなくなる。感情の機能はもはや存在しない。理性はほとんど継続しない。患者はたいてい理解できない数語を脈絡なく発する。こうした言動は周囲の対象とは無関係で機械的に見える。意志も存在感もない。患者はほとんどつねに，うとうと傾眠がちで，知的な努力を払おうとする時は夢想しているように見える。患者はいったん治癒しても，自分の過去について，ごくわずかな途切れ途切れの記憶しかない。 |
| 3 | 知性の行使に関して，急性デリールがいくらか類似している唯一の心神狂はデマンスである。どちらも知性をほとんど働かせることがない。しかし心神狂患者の感覚は保たれており，外界の対象が感覚を刺激しないとすれば，彼らが対象の質を知覚しないのではなく，脳がその質を感知しないのである。心神狂患者は窓を戸口，石ころをパンと間違えることはない。だが他のすべての点で何と違いがあることだろう！　急性デリールは興奮，過活動あるいはむしろ脳機能の倒錯を示す。デマンスでは，脳は活力，気力，すべての知的活動力を失う。 ||
| 4 | 狂気において，神経中枢としての脳は通常はわずかに変容するにとどまる。とりわけ興奮期の後に，あらゆる他の機能がほとんど変調をきたさないのはこの理由による。随意運動は少しも損なわれず，患者は容易に歩行し走ることができる。麻痺が生じても，長く見れば部分的なものに過ぎない。彼らは通常通り飲食する，等々。 | 急性デリールにおいては，脳のあらゆる機能が激しく損傷されている。同様にすべての器官がなんと重篤な障害を示すことだろう！　運動過多，持続的な焦燥，けいれん等。患者は皆ベッドに横たわり，栄養の乏しい飲み物を胃がわずかに受け付けるだけである，等々。 |

---

[訳注1]　原著では表中の11, 12は巻末の補遺に置かれている。

| | | |
|---|---|---|
| 5 | 知的器官に原因が原発性に作用し，知的機能が最初に変調をきたす。ほかの機能障害は脳損傷による交感性のものである。狂気は特発性疾患であり，知的破綻がその本質である。 | 急性デリールは原発性疾患ではない。もし特発性疾患だとすれば，必ずほかの症状が先行するはずである。したがって脳から遠い器官が損傷して生じた交感性かつ続発性疾患である。 |
| 6 | 狂気は，脳の知的機能に直接作用する原因によって起こる。 | 急性デリールの原因は，脳から遠く離れた疾患にある。脳損傷をもたらす多様な作用によって起こる。 |
| 7 | 狂気の持続期間はきわめて多様である。不治になっても死に至ることはないので何年も続くことがある。治癒するには数ヵ月後，1年後あるいはそれ以上かかる。 | 急性デリールは一症状に過ぎないので，持続期間はこれをもたらした原疾患による。原疾患はいつも重篤とは限らず，健康に復する，あるいは死に至るなどして唐突に終息する。およそ数時間から数日続き，20日，30日を超えることはほとんどない。 |
| 8 | 狂気によって死ぬことはない。ただし狂気によって患者は死を招くような病気にかかりやすくなるし，狂気はしばしば不治である。 | 急性デリールをもたらす原疾患はしばしば死に至る。しかし原疾患が治癒ないし軽快すると急性デリールも消失する。 |
| 9 | 本質的な治療とは何より損傷した機能に施されるものである。治療の大きな部分を占めるモラル療法は単独で有効だが，その他の方法は脳に間接的な効果をもたらす。 | 急性デリールには治療の適用がない。モラル療法によって対処できるとは思えない。ほとんど消滅している知性に対して，それはどんな効果があるというのだろうか？ |
| 10 | 交感症状は特殊療法によって対処するには値しない。こうした症状は脳疾患とともに消失する。 | 医師はもっぱら急性デリールを生み出す原疾患に注意を払うべきである。急性デリールは原疾患とともに消失するからである。 |
| 11 | 狂気はしばしば遺伝性である。患者の半数に遺伝負因があり，多くは知性の素質を見ると狂気になる可能性を早期からの知ることができる。 | 急性デリールは遺伝疾患ではなく症状に過ぎない。発病するまで知ることはできず，せいぜい数時間前に予測できる程度である。 |
| 12 | 治癒は必ずしも確定できない。頻繁に再発するし，脳は些細な原因で容易に不調になる。 | 一度健康が回復すると，再発することはまず考えられない。病前に比べて新たに罹患しやすくなることもない。 |

　遺伝性と再発性，この二つの特徴は明らかに，狂気が本質的に脳疾患であることを示している。遺伝性はそれだけで，あるいはここに軽い刺激要因が加わるだけで，しばしば脳不全を引き起こす。脳以外のすべての器官は，病気の種を親から子へと受け継ぐことも，一定の年齢まで保つこともできなかった。これまで他の身体秩序は健全だった。再発についても同様である。治癒した後も，脳には著しい過敏性が残り，たとえ他のすべてが完全に健康であっても，最小限の原因や残っている素因だけで，心的疾患

が繰り返し現れる。一方，急性デリールではそのようなことは起こらず，それをもたらす交感性の要因と同様に一過性である。遺伝性と再発しやすさは，一部の有機体のなかに何かしら好ましくない素因がいつも存在し続けていることを推測させる。

# 第5章

# 狂気の治療

　狂気の歴史をたどると，治療が不可欠であるとともに最も困難であることに異論の余地はない。死体と同じく生体に関するすべての研究すべての観察には，結局のところ治療法の合理的な適用，諸疾患の治癒といった実利上の目的がある。それにつながらない医学知識は単なる付随物に過ぎないか，それともこうした根本的な主題にわれわれを導くにふさわしいものであるか，そのどちらかである。われわれはこの疾患をよく知る以前に治癒させようとして多くの薬を投与してきたが，それはあたかも本性も原因もわからない現象に戦いを挑むようなものである！　われわれは盲目的な経験論のために，いわゆる特異的な方法に気を奪われがちである。このために本ものと偽もの，有用と無用，疾患や患者に危険かもしれないものと毒にも薬にもならないもの，これらを識別することが容易な作業ではなくなってしまう。医師たちはどの疾患に対しても独創的な想像力を用いなくなってしまった。疾患が未知のものであればあるほど，医師たちはむしろ確信をもって治療にあたっていたのである。病態がほとんど知られていない分だけ，その治療法もまた風変りなものであった。水浴，冷水浴，びっくり浴，落下，転落，回転装置，きわめて強力な薬剤などは，おそらく器官のごく軽い原因を制圧するためには，ほんの僅か用いるだけで十分である。この原因は，あのような治療装置を使用してみようなどとは考えつかないようなほかの原因と，少なくともどこか似たところがあるに違いない。病気の本性に戸惑ったまま，そのままにはできない，せめて何かしなけれ

ばと思ったとしても，最良の治療法は何もしないことなのである。このことがわかってからまだそれほど長くは経っていない。『マニー提要』を書いたピネルは，数年来こうしたおぞましい治療法の誤りを指摘し，より単純で医学の哲学的発展に寄与するような方法に置きかえている。彼はおそらく，身体秩序を損なうような最初の器官が病んでいる時は，重要性の低い他の器官に少なくとも相応の処置を行うことが正しく，子宮，腎臓，肌にも脳と同等の配慮をすべきであると考えたのである。

　狂気の位置づけ，本性はほぼ明らかになっており，多様な症状の展開，経過，終末も他の病的現象とすべて類似しているので，いずれは狂気の治療を改良し，きちんと理性にもとづく原理に則った治療法を確立することができるようになるだろう。私がそうしたことを実現できるなどとうぬぼれているわけではない。私は自分の非力と経験の乏しさを痛感しているので，単にそうしたことを可能にするために微力をつくしているに過ぎない。私は長年，サルペトリエール病院を実地に指導してきた二人の医師（ピネルとエスキロール）の素晴らしい成果を目の当たりにしてきたし，いくつかの点において彼らとは異なる手法でこの疾患に向きあった体験をふまえて，治療手段を提示するにあたり観察すべき行動の主原則を明らかにしたい。私は器官の状態に対して治療手段を用いることを正当化，すなわち合理化しようと思うが，ここには過去あるいは現在の医学者たちの記述をほとんど採りあげるつもりはない。しかしながら，私が大多数の患者を自分自身で診ることができず，経験から得られた見解や憶測，ごく少数の多少とも信頼のおける事例から得られた結果に頼ろうとする危険を冒している点には，いささか不備があろうかと思っている。

## 一般的治療の原則

　ある疾患を治療するための方法論として，以下の点が必要である。

1．病気の主座と本性を知らなければならない。
2．原因の本性，作用機序を検討しなければならない。
3．性別，年齢，気質など個人的な特性を考慮に入れなければならない。

　今日，医師たちは病的現象の直近の原因を探ることばかりにとらわれて，経験医学，症候学は軽視されている。到達すべきなのは枝葉末節ではなく，病気をもたらしている起源である。薬物は，病気にかかっている器官だけでなく身体秩序を保っているほかの部位に対しても，どのような作用をもつのか，どのような効果が予測できるのかわからないまま投与すべきではない。われわれの知識は時に残念ながら合理性を欠いてしまうかもしれないが，そのような場合には少なくとも可能な限り慎重に対処すべきである。てんかんの患者に高用量の硝酸銀を18ヵ月も連続投与すると，胃が蝕まれ，いくつも穴が開き，萎縮して粘液が失われることが広範に起こるが，このように薬物が病気をさらに悪化させないことも必要である。こうした配慮を欠いた試みは，サルペトリエール病院ではあり得ないが，他の病院ではこれによって死に至る患者が出ている。

　疾患を形成するあらゆる症状の真の原因に攻撃をしかけるために，その部位を知ることは有用であるが，適切な手段を講じるにあたって，変容型や器官の病態をこと細かく評価する必要はない。この二つが有用であることに議論の余地はないが，器官の病態を知ることは通常最も難しく，変容型を知る以上に不可欠である。疾患は無数に存在するが，これらすべては，ある数の基本病型のどれかに属している。基本病型は病気の主座によって左右されない全般症状をもち，方法が局所に応じて異なるだけで，治療の適用はどれもほぼ同一という特徴がある。急性炎症，癌，ポリープがどこにあろうと，急性炎症は抗フロギストン法[訳注1]によって，癌とポリープ

---

〔訳注1〕　フロギストンは物質の可燃要素で，1679年ハレ大学のシュタールStahl, GE（1660-1734）がこれをもとに燃焼説を唱え18世紀ヨーロッパの化学に大きな影響を与えた。

は患部を除去することによってしか治癒できない。たとえ特徴ある病態の主座を正確につかむことができなくても，治療にひどく難渋することはないだろう。頑健な患者の心臓，心膜，肺に炎症が及んでいる際には，全身または局所の瀉血，水分の補給がつねに適切であろう。癌が肝臓，胃腸，子宮を蝕んでいるなら，患者を鎮静させ穏やかに死を迎えさせることが，できる処置のすべてである。

　ある器官の病態を知るためには，一般にその機能変調だけを過大評価しないことである。そこからはしばしば不確かな情報しか得られない。機能変調は，その器官が病気であることを示しているだけで，それがどんなものであるかは語らないからである。胃が障害されると，大多数の人は食欲が減退して食べる気にならず，嘔気，嘔吐，消化の困難あるいは不良を伴う。脳に起こるさまざまな損傷のうち，一体どのくらいがデリール，完全な意識喪失，麻痺を引き起こすだろうか！　呼吸困難はあらゆる肺疾患に見られる特徴である。ところが心神狂のどの属，どの種，どの類型も，いまだに脳の変容と確実に結びつけることができない。病気になった器官には疼痛，構造変化，重量や体積の変化などの真新しい症状が出現するものであるが，われわれを目指す目的に導いてくれる疾患固有の徴候は，むしろ脳の周辺や離れたところに進行している不調に求めることができる。

　狂気の治療は，すべて理性が保たれている部分に適用されるのが原則である。内と外から薬物を投与し，脳に生じているらしいさまざまな欠落を狙い撃とうとする方法は，あまり適切な表現ではないが医学的と呼ばれている。しかしデリールの類はそうではない。経験的いわゆるモラル的な部分への治療は，むしろこれとは逆の原則にもとづいている。興奮や衰弱などがある場合はあらためて診察が必要であるが，モラル的な治療が適用できるのは，脳に推定された状態ではなく，知性が破綻した状態に対してのみである。

　疾患の原因を知ることは，どのような点で治療に有益だろうか？

原因が疾患の治療に多少とも影響を及ぼすのは以下の場合であり、これらを考慮に入れる必要がある。

1. 原因が病理的で、交感疾患を引き起こすとき。この場合、初期は別にしても、抜本的な治癒をもたらすためには原因と結果の両方を同時に消滅させておくべきである。
2. 原因が、物理的にも生理的にも、器官に対して直接、継続的に作用するとき。腸が腹のなかに詰め込まれているように、脳は一骨片によって圧縮されているので、いつも危険に曝されている。精神面に働きかけるモラル的な要因を遠ざけることができなければ、狂気の大多数は決して治らないだろう。
3. 原因が、観察された症状の主座と本性の発見に役立つとき。意識を失った人に遭遇しても、閉めきった部屋のなかに燃え盛る暖炉を見つけなければ、何がその人に起こったのか把握できないに違いない。顔色が蒼ざめ、衰弱し、吃逆と嘔吐をしている人の場合は、何かしら毒物の残渣が胃を激しく変容させた証拠である。1/3は卒中症状だが、ここでワインの吐物を見つければ、酩酊していたことが判明する。

　こうした事例以外に、不特定の原因からある疾患が特発性に引き起こされる時は、その本性が何であれ治療はどれもほとんど変わることがない。肋膜炎は月経の停止、皮膚や肺の分泌減少に起因しているが、治療法はつねに同じである。原因ばかりにこだわり、月経や分泌を回復させようとすればするほど、肋膜炎の期間は通常より短縮できない。病理的であるなしにかかわらず、原因を取り除きさえすれば、疾患もただちに終息するなどと考えてはならない。組織というものは一度変容してしまったら、決められた経過に従ってゆっくりともとの状態に戻るものなのである。その際、原因とそれがもたらした影響をなくすことは、疾患をより単純な状態に導いて治癒を可能にするにとどまり、継起する病期を左右することはない。

結膜に異物が付着すると眼炎を発症するが，異物を除去しても眼炎は不特定の原因から生じたと同じように経過する。

　狂気の治療にあたり，われわれは生理性の直接的な原因に向き合い，これを除去する必要はない。狂気にはごく僅かな別の原因が知られているに過ぎないが，それらはどれも経験論の領域に属するもので，これに対抗し得るのは精神面に働きかけるモラル的かつ知的な手段のみである。ところが大多数の例においてその効果は特定できないので，治療を進めるにあたっては，もっぱら脳やその機能の状態を拠りどころにするのである。

　ここで狂気の治療が，年齢，性別，体格などに応じてどのように違うのか，いささか検討すべきかもしれない。こうした個人的素因は疾患そのものに影響を及ぼし，しばしば狂気を多様化させる原因になっている。これについては後述するが，私はとりたてて扱う必要はないと考えている。

## 疾患を治療する際の器官に対する対処法

　原因の作用について述べたことは，すべて治療法に適用できる。治療法自体が，器官を変容させるのではなく正反対の目的，すなわち器官を通常の状態へ戻す原因として働くからである。そこで有機体へ作用する二つの方法を挙げてみよう。

### 1）直接法

　われわれの器官はどれも治療効果を直接には受けることができない。すなわち胃－肺，生殖－尿道，皮膚など表面に出ている一部の器官，あるいは意志の支配下におかれた器官を介している。後者には知性系と随意運動系，それに消化管の一部が含まれるが，これらの器官はいくら治療を施しても意志が働かなければ，機能にほとんど変化は生じない。意志が働いて

はじめて，ある時は活動が減退ないし停止し，またある時には活力が増加し，能力に新しい方向性が与えられる。それ以外の系，一部の消化管では，物理的ないし生理的な作用物質の効果がただちに現れる。包帯や膏薬により接合した傷口，催吐剤による吐物などは，こうした二つの治療効果例である。

意志の支配下にある器官においては，少なくとも一時的には機能を容易に変えることができる。瞼を閉じると光の刺激を受けることはないし，休息をとれば筋肉が疲労することはない。煩わしい人たちから離れて独りになると，心は平穏といつもの活動性を取り戻すことだろう。食餌療法で消化管を休ませること，飲食物の量や質を調節してその働きを変えることもきわめて容易である。

## 2）間接法

われわれのあらゆる器官が受ける治療効果は間接的であり，多くはこの間接効果にとどまる。知性と随意運動，皮膚，消化管の三つの系は，外部対象と直接かかわりをもち，身体秩序全般にきわめて大きな影響を及ぼし，遠隔作用を仲介する役割を果たしている。

知性が身体秩序全体と疾患の特徴にどれほど影響を及ぼすのか，霊魂から湧き上がるさまざまな情動が医師にどれほど重要であるのか，ここで改めて強調するまでもない。ブールハーフェが若い娘たちの間に次々と伝播していたけいれん疾患を止めることができたのは，彼女たちの想像力を強く刺激したからではないだろうか？　心が平静であることは，有効な薬剤と同じく，病気を治癒に導く本質的な条件である。もとより愉快なことを考えたところでことさら回復が早まることはないし，精神面のモラル的な激しい衝撃が加わればたやすく再発してしまうが，意志の過剰な動きを一度止めて休息させることは，ほとんどすべての急性疾患に不可欠である。

遠隔作用をもつ薬物はすべて皮膚ないし消化管から取り込まれるが，そ

の効果は3通りの形で発現する。第1は，限定した部位に用いて交感効果により拡散するもので，誘導法，焼灼，発疱薬，下剤などがこれにあたる。第2は，投与された薬物が身体秩序全般に広がり，疾患部位にも行きわたるというもので，水性飲料，温浴などにこの効果がある。第3は，治療物質がその浸透経路にかかわらず，ある特別な効果をもたらす器官のみにとどまるもので，擦り込まれた下剤は腸管のみに作用し，硝石は腎臓を刺激し，去痰剤は粘膜と気管支に働く。

これらが可能である疾患すべてにおいて，変容した器官を修復させて通常の状態に戻す二つの方法が試みられるが，しばしば一方でなし得なかったことが他方では可能になる。しかし一般的には，用いる手段が何であれ同じ目的に達して，予測された効果を生み出すはずである。病気の治療法が，その適用部位ではなくむしろ効果に応じて分類されるのは，こうした理由による。急性の胃炎に外から投与された鎮静剤や緩和剤は，内部に取り込まれて刺激，痛みなどを緩和するが，そうした効果は十分に予測することができる。

狂気の治療において，われわれは決して楽観的ではない。有機体のなかに起こる変化を，必ずしも予測できないからである。とりわけ最も有効的な方法の作用機序が不明である。われわれは間接法により行おうとすることについてはよく知っているつもりである。そうしたものはほかのあらゆる器官とほぼ同じように脳に働きかける。毒物，刺激剤，鎮静剤は，すべての身体秩序を等しく強め，亢進させ，あるいは弱める。例えば麻酔剤のように，脳に特殊な効果をもたらす物質もいくつかある。そもそも治癒をもたらす主な作用とは，まず諸機能の働きを修正し，次いで脳の組織化を直接うながすところにあるが，この作用機序はまったく不明である。というのも，この働きに伴う形態，相互状況，構成の変化については何一つ把握できていないのである。

そこで2種類の方法がある。一つは，間接的，合理的なもので，組織化によって諸機能を修正しようとするものである。もう一つは，直接的，経

験的なもので，逆に諸機能そのものを働かせることによって組織化を立て直そうとするものである。両者はまったく異なるもので違いも大きいのだが，どのような共同効果を生み出すのか，一方の作用が他方に対立していないか，中和していないかなどを知らないまま，この二つをそれぞれ適用に応じて使い分けている。瀉血，温浴，多量の飲水などによって脳刺激を鎮静化しようとするときに，患者のかかえる素因，情動，モラル的な衝撃などが，果たしてこの流れで鎮静化されるものなのかどうか，私にははっきりとはわからない。一方に適用できる症状は，他方には何ら関係がない。合理的で間接的な方法を適用できるのは，脳や脳が影響している器官の症状であるし，経験的でモラル的な方法は，まさしく知的能力の症状に適用がある。

　学問がこの点に関して大きく一歩を踏み出すであろうことは確かである。知的破綻と脳変容との関係を見定めることができ，組織化への効果に応じて治療法を分類し，組み合わせることができた暁には，はるかに多くの患者を治癒に導くことができるだろう。その時，治療のすべては合理的になり，一つの効果が別の効果を損なうようなことはなくなるだろう。けれども，こうした時期はおそらくまだかなり先である。それまでは治療にあたってはつねにこうした区分を用いざるを得ないし，実際の臨床においては，理性によってではなくとも，少なくとも経験から得た実証的成果に応じて，効果を組み合わせることになるだろう。

　2種の治療法は同等に有用ではない。直接的，経験的，モラル的で必要不可欠と見なされる治療法は，ほぼ一定の効果をもたらし，ほかのものより確かに有用である。こうした治療だけが多くの狂気に治癒をもたらすことができる。そのほかの治療は通常は効果が副次的で，交感症状を消失させ，知的機能以外の身体秩序を回復させるにとどまる。もし試みてよければ，効果の違いについてかなり十分な報告をすることが可能である。

　1．前者の治療法こそが，病気をもたらす原因にせまるもので，まさ

しく病気の起源を攻撃する。
2. われわれが脳に見いだした二つの機能秩序によると，間接的な方法を適用できる脳の病的状態は神経の影響下にある部位に属しており，全例で原発性に侵されている知性を担う部位とは交感性損傷の関係にある。その理由からわれわれは，身体秩序の健康が回復し，知的能力以外のすべての障害が消失するのを目の当たりにしても驚くことはないだろう。また知的能力が回復すると，必ずほぼ同時に脳と他の器官も全体的に回復するのであるが，なぜこうしたことが生じるのかについて考えを巡らせることにもなるだろう。
3. そしてこれから見てゆくように，合理的な方法よりも精神面に働きかけるモラル的な方法を適用するほうがより有効かつより確実である。

私は以下にこうしたさまざまな治療法とそれに適合する症例を提示しようと思う。まず，知的機能の働きを修正するものを，脳の経験的，モラル的，知的な直接治療法と名づけよう。多くの医学者は，それを単にモラル療法と呼んでいる。この呼称は，組織化を立て直す治療効果を考慮せず，知性の部位を示すに過ぎないので私はあまり好まないが，それでも反復する，長い，婉曲な表現を避けるためにここに使用するつもりである。脳から遠く離れた器官にまず働きかける方法に相当するものを，脳の間接的，合理的治療法と名づけることにしたい。

## 1．脳のモラル的，知的な直接治療法

これはまさしく生理性の治療法である。脳に効果を及ぼして狂気の治療に役立つ身体要因は何もない。その上こうした形で脳に作用するものはと

言えば，頭部打撲，転落などどれもが不調を解消するどころか，必ずはるかに重い変調をもたらしてしまうだろう。このような事態がたまたま治癒をもたらす場合があるかもしれないが，それを治療に用いることはできないだろう。狂人が窓から身を投げて治ったからと言って，こうしたことをすべての患者に試みる必要があるだろうか？　同じように，何人かの麻痺患者が走らされたことで足を使えるようになったという理由で，患者を走らせるためにあえて家に放火しようとはしないだろう。

われわれは患者の精神面に働きかけて目的を達成しようと考えているが，その方法を示す前に少し述べておこう。

われわれは原因の作用，知的不全の本性，心神狂患者のとる行動について述べてきた。これをもとに治療の適用を組み立てることは容易で，それは以下のとおりである。

1. 妄想が進展した後も，その原因を減弱させて取り除くこと。原因が残っていると妄想はいつまでも存続し，患者は時おり正気に戻ることがあっても，また新たに取り込まれてしまう。理性が完全に失われない限り，こうした妄想の形成が中断することはない。とくに恋愛，宗教，嫉妬，生々しい恐怖などは，妄想を継続させ，蒸し返しては狂気を悪化させ，やがて不治に至らせる性質を具えている。誰かに恋愛を邪魔され，自分はその犠牲になったという思いは永続するので，それに耐えるためには，時間も霊魂の力も必要である。信仰心と宗教的な畏れは，聖なるものの名のもとに絶え間なく命じられる動機にもとづいているだけに，非常に根強いものである。患者を完璧な無信仰に導かない限り，治癒は不確実で，些細な機会に再発する恐れが拭えない。嫉妬についてもほぼ同じで，嫉妬がもたらすルサンチマンを忘却することは難しい。

2. 妄想や躁暴の主題になる対象や人物から患者を引き離すこと。こうしたものは病気の原因ではなく，患者の感覚錯誤ないしその属

性，質，行動などを患者が誤って判断することによる。
3. 患者を自傷他害ができない状況に置くこと。
4. 幻覚をもたらす錯覚，感覚錯誤，多くの奇妙な考えと行為を矯正すること。
5. マニー患者の注意を少数の対象に限定させること。言動をよく考え反省させて，すべてを自分勝手にさせないこと。
6. モノマニー患者から，特定の対象にこだわる過剰な注意を逸らすこと。患者につきまとい，追い回し，悲しませ，恐れさせる悪い誤った考えを一掃し忘れさせること。過剰な興奮に傾きがちな時は，逆の刺激を与えて気を晴らしバランスをとること。
7. 思考が失われたステュピディテの患者には，思考能力を刺激し，患者に自分の考えを解きほぐし，差し当たり何かを表現する力を与えること。
8. リペマニー患者には，再び勇気を与え，彼らを苦しめている悲しみ，モラル的な消沈から救い出すこと。
9. そして，すべての患者を通常の性格傾向と感情に連れ戻すことである。彼らの精神異常はおおむね一定に持続する狂気の症状であり，それがもし通常の状態に戻るならしばしば回復を告げるもので，確実な治癒につながるからである。

こうした多様な適応を満たすために，われわれには患者の知性に働きかける二つの方法がある。消極的には彼らを隔離に導くことであり，積極的には私が医療教育と呼ぶ方法である。

## 1）隔離について

患者を周囲の対象から分離すること，両親や友人のもとから引き離すことが第1条件であり，治癒させるためにはほぼ不可欠である。ごくわずかな例外を除くと，患者をそのままもとの環境に置いていては，健康を取り

戻すことができないと断言して差し支えない。隔離してから，以下のような試みを行う。

1. 患者から，過去の印象をよみがえらせ影響を与えている原因を遠ざけ，忘れるようにさせる。
2. 患者がよく不満を向ける人物，嫌っている人物には原則として会わせない。患者の行動にもそれなりに一理あるし，病気そのもののせいで嫌悪感を抱いているのかも知れない。
3. 患者の介護を，何も期待できない未知の新人に委ねる。いつも世話をやいてくれる人がそばにいることは患者にとって望ましくない。その人たちが言うことをきかないと，患者はたちまち手がかかるようになり，えらそうに命令し，怒り出し，反抗し，自分に服従させようと過剰に振る舞うからである。それに周囲が自分の思い通りになったところで感謝一つしない。これに対して未知の人は，自らすすんで，あるいは少なくとも上からの命令に従って，世話を惜しまず気遣いをしてくれる上，必要とあればあれこれと理屈をこねずに患者の要求をはねつけることができる。患者は，こうした人には同じような対応を求めないもので，自分が大切にされていると感じると嬉しそうな様子を見せる。わずかでも良識を保っているか，もつようになると，自分をそのように扱ってくれる人の忠告や意見には耳を傾けるものである。
4. 習慣的な領域をこのように変えると，患者とってはすべてが新しくなり，心のなかで素早く気分を転換することができる。新しい対象を知り学ばざるを得ないことが，過去の印象を弱めて，モノマニー患者の妄想を縮小あるいは消滅させ，マニー患者の知性に秩序を回復させることにつながる。

隔離にはいくつか不都合のあることが指摘されている。しかし，そうし

た不都合は利点に比べればとるに足らないもので、しかも例外的な場合に限られているので、この方法を用いる原則を棄却すべきではない。これから見てゆくように、われわれがこの方法を用いる原則は、こうした用途に向けて特別にしつらえた施設に患者を収容することである。

　たとえば、患者は気にかけていた対象から引き離されると、それを悲しんでかえって病気が悪化するのではないか、という危惧があった。ところが隔離すると、通常は第1に気にかかるものがなくなる。第2に患者は、自分たちがどこに導かれるかという知識を十分にはもち合わせていない。そのうえ患者たちが、自宅、両親、友人と別れることを本当に残念に思っているなら、そこから生々しい印象が生まれるのであるから、それこそが彼らを遠ざける理由になる。すぐに再会したいという思いがあると、それが患者自身を律して、医師の意見に従おうとする強力な動機になることだろう。

　施設に入れると、他の患者を見て、自分の病気は悪いという印象を与えかねないとの懸念もあった。これも杞憂である。患者は自分がどこに置かれているのか判断する理性をもっていることは稀である。彼らはそうしたことを自分たちで気づくことすらなく、周囲の対象に親しむ十分な時間的余裕があるので、不興をかこつことがない。そうして彼らは苦しみから解放され、会食者と一緒になって自分の誤謬をすべて笑い飛ばし、理性を取り戻すほどには幸福でなかった人たちに同情さえするのである。

　もし患者を容易に収監できると、それを濫用して個人的な自由を侵害する恐れがあると考える者もいる。もし精神面の自由がなくなると、ただちに行動の自由も奪われてしまうのであれば、確かに一方が他方を制限することになる。上級官庁がきちんと監督する公的施設では、このような権利が濫用されることはないし、特別な医療施設で医師がおぞましい処置に関わっているとは考え難い。

　患者を隔離するには三つの手段がある。それは旅行をさせること、一人のために適切に用意された個別住居に住まわせること、そして一定数の病

人を受け入れる公的ないし特殊な施設に入れることである。

## ●旅　行

　旅行は，隔離というよりはむしろ患者に気晴らしをさせるよい手段である。旅行は回復期にしか適さない。これとの関係で後にふれるが，憂うつ症のように，知性があまり障害されていないメランコリーのいくつかの類型に旅行は有効である。

## ●個別住居への隔離

　この隔離手段は，費用がかさむために実用に適さないし，医師の意図に沿ったものにもなりにくい。この目的で用意されるのは，通常は患者が所有する別荘である。そこには旧来の召使がおり，両親，縁者はすべてに口を出すだろうし，少なくとも気になる対象から完全に離れるのは難しい。患者は自宅なのだから周囲にあれこれ指図するし，周囲もそれに耳を貸さざるを得ず，医師の指示が誤解され間違って実行されることもあり得る。仮にこうした不都合な状況の一部ないし全部を避け得たとしても，一定数の患者が互いを手本にし合って，楽しくともに自分たちの不運を語り合うといった機会には恵まれない。人間は不幸に陥ると，他人の幸福がうとましいものに映り，自分がいかに苦労してきたかを同じ不幸の同類に語って自らを慰めることを何よりも好むものなのである。

## ●特別施設への隔離

　ヨーロッパにおいて狂気が治療されているのは，患者を受け入れるために特別に設けられた施設においてである。フランスでは，そうした施設への政府の出費が相当な額に達しており，とりわけ多くを貧民の受け入れ費用が占めている。パリの男性用のビセートル，女性用のサルペトリエール，男女共用のシャラントンはそうした施設である。この点に関して，首都に比べると地方は優遇されていない。多くの場合，患者たちは享受すべき利

益を十分に得ているわけではなく，病院の汚い一画に雑然と追いやられているありさまで，例外はごく少ないのである。

このような施設の主な利点として以下が挙げられる。

1. 狂人を隔離，収容するとともに，回復期の患者を集めるのにふさわしく建設，配置されていること。互いに治癒のために助け合うことができる気の合う仲間たちを一緒にまとめると，患者の自殺，躁暴性の発作，よからぬ計画などを予防することができる。
2. 十分な数の介護人を集めること。彼らは，この種の患者の気まぐれな振る舞いを扱い慣れており，時には恐れずに取り押さえることができることは言うまでもない。
3. 外部のあらゆる影響から患者を守り，医師の裁量にゆだねること。
4. そして治療，気晴らし，適切な鎮圧ができるあらゆる手段を備えていること。

これがどのようなものであるべきかを示すために，サルペトリエール病院を例にとってみよう。

ここには約 1,200 人を収容でき，二つの部門に分かれている。一つは，400 人にのぼるイディオティ，痴愚，デマンスの部門，いま一つは，マニー，モノマニー，ステュピディテなど不治ないし治療中の患者の部門である。私が述べるのは後者の部門で，こちらだけが専用の使途のために建設された。その構成は以下の通りである。

1. 二つの大きな共同寝室があり，それぞれ 100 人の患者が利用できる。一つは回復期の患者用，もう一つは平穏状態にあるモノマニー患者用である。
2. 複数の小さな共同寝室があり，各部屋には 10〜15 床のベッドがある。ここには喧騒から離れて生活するのがよい静かな患者が居住している。
3. そして 1〜2 床のベッドが置かれた多数の隔離室がある。ここは理性を失い，不快な幻覚にとらわれた患者，あるいは好訴的で他

人と同居できない患者用である。

これらの部屋は1階に設けられているが，モノマニー用は例外で2階にある。部屋はたいてい植樹と噴水が備わった広い通路で区切られている。噴水は豊かな水を湛えているが，一部は格子でおおわれている。共同寝室には多くの窓があるが，事故を防止するために金網入りの格子がとり付けられている。隔離室は各々三つの壁面が隣り合わせに接し，4番目の壁だけが外に開けていて，そこに一つの入口と一つの窓がある。隔離室のベッドは壁に固定されている。

浴室が設置されており使用できる。浴槽には，頭部が水没しないように，首がはまる切り込みのついた木製の蓋がついている。また，シャワー用の配管もある。

静穏な患者が散策できるように広大な庭園がある。労働を希望する者のためにアトリエもある。

回復期用の共同寝室，格子付の通路，1～2床の部屋は，治療途中の患者に用いられる。不治の患者は施設内のほかのところを用いることになっているが，この点に関して両者は明瞭に分離されていない。

今あるサルペトリエール病院の不都合を解消するために，新たに類似の施設を建設する場合は以下のように改良すべきである。

1．患者の居室を必ず1階に設けること。
2．大きな共同寝室は不要である。多数の患者がいつも平静を保つことは困難なので，患者同士が我慢している可能性がある。たった一人が不穏なために，夜間に全員が休息できない。
3．不治の患者と治療途中の患者を完全に分離すること。
4．躁暴患者には離れた区域を設けること。
5．通路でも庭でもよいから広いスペースで建物同士を離すこと。
6．隔離室は二つの壁面のみ隣り合わせにして，入口と真向かいの壁に大きな窓を作るようにすること。
7．そして，平穏な患者たち全員が一緒に食事をとれるような大食堂

を設けること。

　こうした不十分なところはあるものの，サルペトリエール病院はヨーロッパの施設のなかでは最も優れたものの一つ，もしかすると最良の施設と言えるかもしれない。すでにデポルトによる多くの改良がなされているが，この博愛主義の管理者が自らの拡充，美化計画を実施するなら，これ以上望むべくもない。

　この件に関する詳細を知りたい場合は，『医科学事典』に掲載されているエスキロールによる心神狂患者ホスピスの論文や，同医師が継続的に発表している同じ内容の業績を参照していただきたい。

　同種の施設には，収容する人たちとの間に規則，権限の階層秩序が必要である。狂人は理性をもった人のようには統制できないからである。聞き分けのない子どもを指導することは難しいが，それと同じく患者は理性を失っていても，自分たちをきちんと扱ってほしいと主張するし，安易に強制すると不当に支配されたと受けとりがちだからである。この点を明確にしておくために，再びサルペトリエール病院で実施されていることを見ておこう。

　医師は業務の管理者である。何ごとにも医師の指示が必要であるし，医師の指示なしに実施されるものはない。医師は，業務を改善し修正をほどこすことに長けている。両親や患者の要求はすべて医師に届けられる。

　ある女性の主任監督は，きわめて温和で性格もよく，協調性に富み，時には毅然とした態度をとるので，理性の保たれた人からは総じて好かれているし，躁暴患者からも一目置かれている。彼女が下位従事者たちの指揮を執り，すべてが規則どおりに行われているか，それぞれが持ち場についているか，患者が人道的に扱われ，きちんと栄養や薬剤を与えられているかを監督しており，これらすべてにわたって生じた不備を医師に報告する義務を負っている。

　各々の下部署をまとめる数人の副監督，多数の女性介護人が，患者を世話するために配置されている。こうした女性は，介護の仕事につきたいと

希望する回復患者から選抜した人たちである。この処遇は，どのように生きていけばよいのかわからないまま退院しては再発する女性患者に生活を保障する，という点できわめて有益である。彼女たちは，自分が世話をしている患者とかつては同じ状態にあったので，関心が高く，何が患者を苦しめ，どうすれば楽にさせてあげられるのかをよく知っている。

　理性をまったく，あるいは部分的に失った人の集団において，良好な秩序が保たれることは少ない。喧嘩，言い争い，殴り合いが絶えず，意地悪な患者が小心な患者に悪さを働くこともある。こうした争いや暴力を止めさせ，該当者を隔離し，罰を与えなければならない。医師と主任監督は，つねに全般的な信頼があり，全員から好感をもたれていなければならないので，こうした鎮圧の役割にはふさわしくない。1名の女性副監督が個別にこの任に当たる。役割の特徴とそれを実行する慣わしからみて，この人物はつねに，そばを通りすぎるだけで，話すのを聞くだけで，患者が震え上がるような風貌と声を備えていなければならない。喧嘩や争いが起こると，彼女はただちに駆けつけ，逸脱した秩序を回復すべく患者を引き離し，躁暴患者を隔離する。

　狂人たちの統制は絶対でなければならない。あらゆる問題は最終的に医師によって決定されるが，患者からの依頼ごとや要求があまりに度を越えている場合には，施設の規則を盾にとることもできる。力にたよる複数の権威が拮抗していると，一致を見ることは少なく，間違いなくどちらかが失墜することになるだろう。介護人のほうに過失があっても，表だって非難することは慎重でなければならない。患者は，それにつけ込んでいっそう反抗し，その介護人の言うことに耳を貸さなくなる。

　患者にはやさしく接して，決して悪いようにはしないこと，隔離にもそれ相応の理由があることを理解してもらいながら信頼を得ることが大切である。というのも，患者は自分を病気とは思っていないので，自分に不当だと感じた扱いには強く抗議するからである。患者をだましてはならず，取り交わした約束は，罰であれ報酬であれ，反故にしてはならない。問い

かけにきちんと応えず，その場をうまくごまかして逃げるようなことは避けるべきである。

　躁暴患者を抑えるために一連の方法が考案されたが，サルペトリエール病院では，拘束衣をつねに着用させるだけにしている。これは丈夫な布製の袖つき上着の一種で，背後を紐で結び，長い袖の先端にはきわめて頑丈な紐が付いており，両腕を体に縛りつけたり，場合によってはどこかに固定させたりすることができるが，ふだん患者は自由に散歩することができる。ラッシュの鎮静装置は，若干の例に限り有効であると思われる。これは四肢，軀幹，頭を固定するベルトの付いた肘掛け椅子である。かつては不幸な患者を鎖につなぎ，劣悪な独房に放置したものであるが，そのようなことをすると，興奮を鎮静するどころかむしろ増強させてしまう。今日では，行動の自由が行き過ぎて事故を起こしかねない場合に限って拘束するようにしている。

　非難すべき振る舞いをする，降参するどころか腕力にまかせて脅しをかける躁暴患者を抑え込むためには，大勢の介護人の協力を得て，患者を一瞬にして畏怖させる必要がある。ことさら躊躇せず，抵抗するなどとはみじんも考えず，恐れを見せずに患者のほうに歩み寄ることで，こうすれば，まず抵抗などはしないものである。サルペトリエール病院ではこうした場合に，患者の頭にいきなり前掛けをかぶせてしまう。すると患者は急にふらつき，まわりが見えないので自分を守ることも叩くこともできず，いとも簡単に屈服してしまう。

　患者の気持ちを静め落ち着かせるには，やさしく接しなければならないが，それでも従おうとしない場合は，いくつかの鎮圧手段を講じて拘束する必要がある。非難に値する行動をとった時はただちに処罰する。すると処罰理由にあれこれ文句をつける口うるさい患者がいるものであるが，より毅然とした態度をとるべきである。今日この目的を果たすためには，公認された人道的手段しか用いられない。施設で実施されるのは，居室の変更，しばらく格子のはまった中庭で生活，拘束衣の着用，水シャワー，数

時間から 1 日の隔離室使用などに過ぎない。殴打をはじめ，あらゆる由々しき処遇に及ばないような配慮が行き届いている。

　一般に男性は女性に，とりわけ女性は男性に対して従いやすい傾向がある。私はその理由を，異性を意識することはつねに心地よいもので，自分の方が相手に譲ってもよいという気にさせるのではないかと考えている。また一般に自分の性別を快く思っていない女性は，必ずと言ってよいほど女性の管理者に不快感を抱いているので，その人に向かって悪態をつくことが多い。

### 2）医療教育

　これまでわれわれは，患者の知性に対して間接的，外的にしか働きかけてこなかった。それはすべて感覚によるもので，いわば患者固有の力に委ねるものであった。このたびわれわれは，患者に新しい教育を施して精神を育成することで，これを損なっている観念，性格傾向，感情の不均衡を是正して，かつて有していた調和を再び取り戻したい。これは人間の内面に宿る霊魂の医療であり，容易に達成できる作業ではない。病理を理解するためには一般生理学の知識が不可欠であるように，人間の心の襞に分け入り，その隅々まで深く知ることは，患者を診察する際の大切な心がけである。そうすることではじめて，患者が行動を起こした動機を知り，いついかなる状況で，心の命ずるまま道すじを誤ることなく，首尾よく振る舞い得るのかを把握することができる。このような作業を遂行するには医師だけでは不十分で，すべての部下が医師を補佐し，不在のときは代行し，医師がごく稀にしか行わないことまでも継続的に実施する必要がある。

　医療教育は，デリールのどの病期，どの形態にも実施できるわけではない。脳が新しい印象を受け入れ，その価値を認めることが可能なのは，隔離や合理的な管理手段によって脳全体の刺激が鎮静化し，患者の固い考えが柔軟になった時期である。その時に行うなら成功が見込めるはずである。

興奮期ないし躁暴が続いている状態にある患者に話しかけることはまったく無意味で，彼らはとても応じないだろう。モノマニー患者は最も理解が早く，より早期からある程度理性的な行動をとる。マニー患者は，いわばこうしたモノマニーの形を経由して同じ点に達する。そしてステュピディテ患者は，たいていほぼ突然に能力を行使できるようになる。

　人が作りあげる単純ないし複雑な印象，人が働きかける能力の秩序は，この点で重要な情報を与えてくれる。教育方法が単純で患者に理解しやすく心に響くものほど，知的な工夫を加えなくても，より早期から有益に活用することができる。手仕事，農作業，いくつかの気晴らしになるような対象はこの条件をほぼ満たすものである。患者の性格傾向，感情に働きかける方法も，知性の他機能を修正させる方法に比べると，より早期に，より容易に効果をあげる。感じることは，感じた結果を表現し理屈づけるよりはるかに易しい。狂人は近親者，子どもたち，友人に会いたいという欲求を表し，恥しい，嬉しい，悲しいという感情を抱くが，自ら行動の動機を語り，理性のかけらが垣間見られるようになるのは，ずっと後になってからのことである。

　私はここで，従うべき原則とそれをもとに行使できる一般方法を提示してみよう。ただし個人的な事情の細部に立ち入ることはしない。これは多様すぎるので，医師が予期し，必要だと判断した場合に，同じ原則に即して対処すればよい。

　第1原則：患者が妄想を抱いているうちは，精神を訓練してはならない。それを行うことは，まさに樹木に寄生している枝葉を養うようなものである。そうした枝葉は取り除かないと，樹木のあらゆる養分を吸い取ってしまう。良心的で熱心な狂信患者が次第に道から逸れてゆくのをそのまま放置し，王であると信じ込んでいる誇大患者に，自分は優れているから人に命令し支配できるなどという考えにのめり込むままにさせておくと，患者を必ず不治に追いやることになる。よく世間では，恋に狂った女は愛する

相手と結ばせ願いをかなえてやれば正気に戻るなどと言われるが，それは誤りである．もしかすると結婚させることで病気を予防できたかもしれない．しかし一度発病してしまうと，この方法は好ましいどころかまったく有害になり，妄想を悪化させてしまうだろう．こうした場合，相手の男はたいてい裏切り者に成り下がってしまうから，むしろその男を忘れさせなければならない．いったい新メサリーヌが，自分の淫蕩な欲望を満たしつつ，同時に理性を回復するなどと考えられるだろうか？　結果はうまくゆくどころか期待とは正反対で，一人はますますおかしくなり，他は全員がつっけんどんになってしまった．患者は必ずたちまち消耗して，何もできなくなってしまう．すなわち，一般に知的能力の障害を治療するためには，過度に興奮している病的な部位を刺激しないことが原則ではないだろうか？

　第2原則：狂人の考え，感情，高揚した性格傾向を決して真正面から公然と攻撃してはならない．患者は自分を病気とは思っていない．実際，君は病気なのだと説得できるくらいなら治癒はそう遠くない．患者は，自分たちの話や行いには十分意味があり，理にかなっていると信じ込んでおり，これを思いとどまらせるものは世の中に存在しない．狂信患者に，君の信じているものは誤りだと言おうものなら，怒り出し，あなたを激しく非難して避けるようになる．そして以後，あなたのことを決して信用しなくなるだろう．自分を王と思い込んでいる患者に，君は王などではないと言えば，罵倒で応酬されるに違いない．自分は世の中から見捨てられ，生きるに値しない人間だと考えている患者に，君の両親や友達は君のことをいつも気にかけているはずだと言っても，そんな言葉を信じないだろう．幻覚患者に，君が見たという幽霊や話しかけてくる声は想像の産物だといくら言っても，説得は無駄である．それどころか，あなたがそのように振る舞うと，患者から信頼を失うばかりか，いっそう自分たちの考えに固執させ，戦いに備えて武装するように，患者に自分を正当化する手段を探させ

てしまうことになる。こうした行為は，治癒を遠のかせ，不治にする結果を招きかねない。

　まだ残存するかもしれない誤った考えを，恐れることなく直接打ち砕くことができるのは，患者の理性が大部分において支配力を取り戻し，患者が過去の過ちの大半を認めた時に限られる。そんなはずはないのに妊娠していると思い込んでいた女性が，そう言えば自分は10〜12ヵ月間も自宅にこもっていたから男性と会う機会はなかったとか，生理も回復してきたとか，理解できるようになる。そうなってはじめて，彼女にこれまでの考えがすべておかしかったことをわからせることができるのである。

　第3原則：印象，新しい考え，感情，精神的な衝撃などを与えて，不活発な能力を呼び覚まし活性化させる。これは先の2原則の結果に過ぎないが，以下のような目的をもっている。
1. 患者の精神をほかに逸らし，不合理な考えを忘れさせることである。われわれは，手仕事，農作業，気晴らしとなるような対象を与えることで知的能力に働きかけ，こうした効果を生み出している。
2. 支配観念に相対するものを置いて拮抗させ，最終的には解消させることである。私は，かなり特殊な例ではあるが，ここで情念のもつ効果を示したい。情念はしばしば狂気の原因とされてきたが，もしそうであるなら治癒に利用することも可能である。情念が精神に強く働きかけ，しかも幸いうまく操縦できれば，支配観念を方向転換させることができるだろう。
3. 誤った考えと戦うための動機を与えることである。たとえば，患者がもっていると主張する王の特性を否定するのではなく，彼には力などない，あなたのほうこそ彼に対して絶大な権威があると示すことである。患者は，なるほどそうか，自分は間違っていたと思い直すかもしれない。幻覚患者に，何も聞こえないと言うの

ではなく，声が語りかけ音がつきまとう場所に一緒に入ってみよう。この方法を繰り返すと，何らかの効果が引き出せるし，稀にではあるが，非常に良好な結果を得ることがある。まわりを敵に囲まれていると信じ込んでいる患者は，あらゆるものを恐れている。そばに介護人を配置し，同じ部屋に寝かせてみよう。すると，やがて患者を安心させることができるだろう。

 4．ステュピディテの患者，ある種のリペマニー患者には，脳の活動を刺激し，強く揺さぶりをかけて，誤った観念の連鎖を断ち切ることである。こうしたことは時に，折よく呼び覚まされた霊魂のある種の生きた感情に働きかける。羞恥，驚愕，歓喜のほとばしりなどの感情が，唐突に知性の調和を取り戻させる場合がある。私は，患者がどのような状況に置かれているのか，どんなものを身に着けているのか，なぜ親しんでいたものすべてから離れているのか，なぜこれほどまで両親を避けるのか，などに絶えず気を配っている。もし患者が目立って黙り込むとか，涙を流すようになると，それはきわめてよい徴候である。M嬢は1年近くステュピディテで，自分や家族の境遇にはまったく無関心状態であったが，私はほぼ2週間，毎朝彼女を刺激することに成功し，ほどなく回復するに至った。

 われわれが患者の精神面に生み出そうとしている効果とは，このようなものである。そこでどのような方法を用いてこれを実現するのか見ることにしよう。こうした効果はほとんどすべて，会話，医師からの助言，回復期患者同士の交流，手仕事，農作業，気晴らし，両親や友人の訪問を契機に起こる。すなわち隔離が減る，あるいは終了する，旅をするなどのなかで生じるものである。

 施設の最高責任者である医師は，患者の精神に対して非常に大きな影響力をもっている。理性を失っている患者は，あらゆることが医師次第であり，何かを得るためには彼に聞き，彼に従わなければならないことをすぐ

に理解する。思考力が戻り始めている患者は，自分の病気のことが部分的にわかるので，医師は患者に治癒が近いことを保証し希望を与えやすい。そうなると患者は，これまで拒否していた適切な治療をすべて受け入れるようになる。ある患者に最初の回診時から影響力を示す方法の一つは，患者のこれまでの行動に関する情報をこっそり得ておくことである。しばらく患者をじっと見つめた後，預言者のような口調で「あなたには良からぬ相が出ておる。身を滅ぼそうとしている。家ではさんざん悪さをしたことであろう。もうご主人への愛は冷めてしまい，子どもたちをほったらかしにしておるな」などと言ってみるのである。すると患者は，図星のことを言い当てられて驚き，たいていは正直に高熱発作を何回か起こしたことなどを告白する。こうしたことが，患者に治療を受けようという気にさせ，早々に信頼を植えつけるのである。私は，患者の想像力に訴えることで，とても良好な結果に出会ったことがある。ある若い女性はサルペトリエール病院に1ヵ月入院し，非常に良い状態で退院したのだが，やがて心が荒み，霊魂は絶望し，さまざまな体調不良を再発の前兆ではないかと恐れて相談しにやってきた。実際，いくつか病気の徴候があったのだが，エスキロールは彼女を慰めた後，診療記録の下に「私はあなたの治癒に責任をもつ」と書き添えた。彼女は，これほど高名な医師が自らの評判を危うくするような不確かなことを確約するはずはないと，これを前向きに受け止め希望を取り戻した。それ以来すべての不都合は解消したのである。

　医師の人柄も患者にはきわめて大きな影響を与える。それによって患者は医師に従い，求められる負担にも応じ，意見にも耳を傾ける。人柄だけで患者を安堵させるのである。だから一般に医師は，嘲笑されやすい顕著な身体的欠陥をもたないほうが望ましいとされている。

　医師は，朝の回診で患者たちをただ見てまわればよいのではない。絶えず患者のなかに身をおいて，彼らがなぜこのような行動をとるのか，性格がどれほど多様なのかを，繰り返し学ばなければならない。さらに食事をとる，落ち着いている，作業をするなど，交わした約束ごとを患者が実行

しているかどうか確認するのである。

　治癒を加速するには，多少とも回復に向かっている患者同士を交流させることが望ましい。患者たちは一刻も早く施設を出て家族のもとに帰りたいという共通の目的をもっているので，互いに信頼で結ばれている。かつて患者は介護人のことを，自分たちに悪さを働いている，騙そうとしている，などと思い込んでいたが，今はもう警戒を解いている。患者たちは各々，実例を見て体験することができる。今日退院する人があると，治癒すれば誰もが同じように退院できることがわかる。患者同士が助け合い，情のこもった忠告をし合う。具合のよい患者はよく他患の面倒を見る。他患に気晴らしをさせ，理性をとり戻させようと，自分がより悪い状況のなかでどのような体験をしたのかを伝え，希望を抱かせようとするのである。このような私心のない配慮，不運な者同士の間に交わされる会話は，狂気の治療にきわめて有用である。患者を個別に隔離すると治療が成功しにくい大きな理由は，こうした有用な営みを利用できないところにあると，私は考えている。

　一般の施療院においては，こうした利点を活用するために，すべてに孤立を避けるような工夫が施されている。作業場，庭，共同食堂は，人が接触できる機会が多くなるように造られている。そうはいうものの，ひどく落ち込み，希望を失い，自殺傾向のある患者同士は近づけない配慮が必要である。彼らは自分を見失っているので，各々を引き離し，より安全で，より陽気な患者たちに任せることにしよう。

　治療の主な方法の一つとして，医学者たちは誰もが，とりわけピネルは，知的な作業より身体的な作業を薦めている。作業に従事することは，実際，何かに取り組もうとする意欲が戻ってきたよい徴候である。それだけではなく，身体を行使することで体がとても鍛えられ，ある種の患者から固執する注意を逸らし，むしろ注意を他に向けさせ，精神にまずは単純な組み合わせを形作ることを習慣づける。こうしたことは乱暴ではないやりかたで，妄想と戦うことにつながるのである。サルペトリエール病院では，患

者に縫い物や編み物の仕事を与え，それが患者のささやかな収入になる。患者はどのような方法でもよいから作業をすることが，回復期患者と交わる，家族に面会する，退院するなど，特別な取り計らいを受ける条件になり，それによりきわめて良好な効果が得られている。男性患者に対しては，もとの生活に即した仕事をさせればよく，畑を耕すことやある種の職能を果たすことは，まったく同じ目的を達成することだろう。

　しかし上流階級の人に同じ方法を用いることはできない。肥満したご婦人に細かい手作業は不向きであるし，何一つ自分で用を足したことのない御曹司は少し体を動かしただけで疲れてしまう。なんとも残念なことである。その場合には，たとえば技量遊び，ビリヤード，指輪，あるいは習得した歌，絵画，楽器演奏を披露してもらうなど，各々の状態に合わせた作業を見つけ出し，不都合を生じないよう努めるべきであろう。

　エスキロールによると，芝居や演奏会は気晴らしの効果をもたらすことはまったくなかったという。芝居はしばしばやっかいな当てこすりを招いてしまうし，演奏を聴いた患者は，自分たちの不運を無視されたと思い込んで気分を害してしまう。しかし私は，回復が十分に進んだ段階であれば，これらも快適に英気を養い，有用な気晴らしになるに違いないと考えている。読書はずっと後になって，患者が分別をもつようになるまでは許可しない。とくに読書により，再び患者が不安を抱き妄想をふくらませる思想や状況に遭遇しないような配慮が必要である。そこで例えば，植物学のような自然史科目をいくつか学ぶことなどは差し支えないだろう。

　患者を収容するあらゆる施設には，散歩のための大きな庭園や広大な中庭が必要である。仕事をしたくない，あるいはできない患者でも，少なくとも歩くことはできるだろう。躁暴患者でさえ拘束衣を着用して，隔離された中庭のなかを自由に走り回らせるべきである。そうすれば強制的に休息させた時のように，躁暴を増強させることはないだろう。こうしたことは，有機体全体を刺激しているらしい過剰な生命力を消費させる。身体が疲労すると精神もいくらか緩和するので，夜間の休息をもたらし，たとえ

眠れなくても症状がおさまってくる。

　裕福な人なら気晴らしの有力な方法は旅行である。日々新たな対象に接することは，いつも多様で快適な感覚を呼び起こす。有機体が強化されると同時に，衰弱した脳も活力を取り戻すのである。私は，旅行が可能な人には誰にも，この方法で治癒を促進することを勧めている。

　両親や友人たちの訪問によって隔離が解除されることは，患者の精神面にきわめて重要な印象を引き起こす。面会の時期と会わせ方に無頓着であってはならない。一般に患者自身が両親に会いたいと望む場合，患者がしばらく前から両親に訪問を頼んでいる場合以外は，面会を認めるべきではない。これに伴うリスクがどの程度あるのかを予想するために，患者には最初の面会日が何時で，誰が来るのかを前もって告げておく必要がある。面会時に患者が嬉しそうな様子を見せ，理性的にふるまい，訪問者と一緒に帰るなどと言い出さなければ，2回目以降の面会を予定してよいだろう。家族と交わす会話は，患者に昔の感情を呼び覚まし，こうした機会がもっとあればよいのに，早く治りたい，よしがんばろうという気にさせる。母親は早く子どもたちの世話をしたい，主婦は家事に戻りたいと望むようになる。一方，患者が両親には会いたくないと言うなら，面会させることは益に乏しく，むしろ有害であろう。患者は両親を認めようとはしないで，話もせず，罵倒するかもしれない。ところが，長く無関心あるいは精神面で無感覚であったような例にこの方法を用いると，生き生きとした驚きの感情や，脳を覚醒させて日常行為をよみがえらせるような心的衝撃を引き起こすことがある。その場合の面会は，予定されない形でいきなり行うのがよい。

　ところで知性の回復期においては，他の機能の回復期と同じように，遵守すべき規則があることを忘れてはならない。回復し始めた胃には，ごく軽い少量の栄養を与えるように，治癒の途上にある脳も慎重に扱う必要がある。あまりに生々しい唐突な精神面の諸感情に曝してはならないし，あまりに深い心と心の結びつきや負担の大きすぎる仕事などによって脳を疲

労させてはならない。さらに知的諸能力が完全に回復した後，これらの能力を行使している最中にも病気の原因は生じてくる。したがって病気の起源はたえずどこにでも潜んでいることをよく覚えておき，これをもたらす可能性のあるすべての状況や機会を注意深く排除しなければならない。

　治療にあたってはきわめて重要な一般原則があるが，狂気のモラル療法においてしばしばこの原則が忘れられ，守られていないので，私はここで特に強調しておきたい。それはある器官が刺激状態に置かれている時，その器官の機能は休息を必要としている，あるいは働くことができない，ということである。たとえば，痛風患者やリウマチ患者に走るように命じる医師，胸膜炎患者に冷気を深呼吸させる医師，胃炎患者に大量の飲食物を与えてしまう医師がいるとしたら，いったい何と言えばいいのだろう？ それは無神経というもので，すでに存在している不具合を最終段階まで一気に引き上げてしまう。妄想対象をたえず呼び覚まし患者を悩ませて満足している医師，患者が誤っていることを理屈で説き伏せようとして，かえっていつも患者を不安にさせている医師も，これと同じことをしているのではないだろうか？ このような残酷な気晴らしの結果が，実際にどうなるかを見るがいい。脳の活動，格闘や怒り，激昂から抜け出そうとする努力が倍増し，脳上部への血流，顔面と頭部の発赤や発熱，動脈の急な拍動増加など，この状態に伴うあらゆる症状が出現する。これを見て，知的器官の刺激が増加しないなどと，誰が信じるだろう？ 以前に霊魂の生々しい感情や怒りの発作を経験し，理性を取り戻した人の精神状態をたどってみれば，この主張が真実であることをただちに理解できるはずである。幸い今日のフランスでは，こうした不運な目にあう患者は，もはや希少動物のように公に姿を見せなくなっているが，地方のあらゆる病院でこうした措置がとられていたのはさほど昔のことではない。一例を挙げれば，私の出身地からそれほど近くないところでは，つい数年前まで野蛮な措置が存在していた。確かイギリスにおいては，もっとも有名な施設においてすら廃止されていない。狂気の研究が進展した見識のある国でさえ，人間の知性

を損なうような状態が今なお見られるのである。

## 2．間接的すなわち合理的な脳の治療

　薬物を用いた方法が理に合わないとされてから，まだそれほど長い時間は経っていない。症例ごとに個人，年齢，性別，病期などを考慮せず，経験のみにたよって薬物を盲目的に処方し，マニー患者に衰弱するまで瀉血し，メランコリー患者に下剤をかけ，さらにあらゆる患者を治すことができるという秘薬を用いてきたのである。それらはどれもまさしく合理的と称して行われたに違いない。もっとも，ほかにとるべき方法があっただろうか？　狂気は病理学法則の範囲外に置かれていたので，それを治す治療原理をどこに見いだせばよいのだろう？　医師は，狂気を血液，胆汁あるいは黒胆汁に関連づけていたので，瀉血し下剤をかけていたのである。
　狂気を他の諸器官に発症する多数の病気のなかに位置づけて，フランスで真に合理的な治療法の基礎を築いた最初の人物はピネルある。いやヨーロッパで最初の人と言ってよいだろう。ピネルは，寄せ集めの薬や逆効果の薬を大量に投与したために，病気の経過がよく見えなくなってしまった，あるいはむしろ悪化した例を除外し，自然の治癒力を尊重して，経過を実証できる例だけを積極的に取り上げた。これが哲学的な方法であることは論を待たない。ピネルとエスキロールはサルペトリエール病院やプライベートな診療で大成功をかちえたが，その少なくとも一部はこの方法論にもとづいている。
　しかしながら，偉大な師ピネルが始めた仕事は必ずしもすべてが望ましい成功を収めたわけではない。その理由はおそらく，病気の本性や主座にたえず曖昧なところが付きまとっているせいであろう。この対象に取り組んだ医学者の大半は，器官状態を左右する作用原理を描き出すことなく，治療法ばかり求めてあらゆる種，あらゆる属の薬を試み，一種の医薬物提

要を著した。それはそうとして，そこに書き込まれたありとあらゆる方法を知識としてもつより，何に適応があるのか確定することのほうがはるかに大切ではないだろうか？　そのうえ後者がわかれば，そこから必然的に前者が導かれるのではなかろうか？　私が仮に激しい呼吸困難，胸部の深部痛，深く平坦な脈拍，口渇などを診て，それには抗フロギストン法や虚弱法が必要であると判断することができれば，目的は達成されたことになるからである。

　私が述べていることを確認するために，1817年に刊行されたフォデレの『デリール提要』を取り上げてみよう。この著作は博識に満ちてはいるが，臨床に得るところは非常に乏しい。

　医学的治療に関する章（第2巻388, 389, 390, 391ページ）には，彼が言うところの一般法，特殊法が以下のように長々と記述されている。1．調整剤，鎮静剤，鎮痛剤。2．誘導剤。3．病気による産生物の下剤。4．抗けいれん剤，抗周期性強壮剤。5．発熱剤。6．誘導剤，内部攪乱剤，峻下剤，アンチモン，水銀など。7．外部攪乱剤，浸水，落下などである。ここには大量の薬剤や治療法がいかにも場当たり的に，あるいは理由なく試みられており，なかにはユニークな成功例も散見されるが，これには他の原因が作用した可能性が高い。きわめて珍奇な事例もいくつか挙げられている。著者は，浸水やつり上げによる窒息，高所からの落下を提案しているが，その理由は次のようなものである。「ロンドンのある商人が絶望のあまり首を吊った。すんでのところで綱が切れ命をとりとめたところ，彼はもう二度と首を吊ろうとは思わなかった。──ある女性が同じことを試みたが，同じようには回復しなかった。著者によると，これは心拍が停止せず，窒息が不完全だったからである。──若い女性のマニー患者は30フィートの高さから身を投げて治癒した。──ある青年は前方へ転倒して正気を取り戻した，等々。」さらに驚くべきことには，こうした方法がどれもつねに奇跡的とも言える効果を発揮しており，賞賛者たちによると，少なくともこうした方法を試みて不成功はなかったというのである。高容量

の催吐剤によって治った狂人もあれば，根菜酢を与えて治癒した者もいるなど，このような治療歴すべてを通覧すると，不治な例がまったくないなどとどうして信じられようか？

　治療の合理的な規則を確立するためには，おそらく幾多の克服すべき難題，乗り越えるべき障壁が存在している。それにしても，なぜそうしたものに目をつむり，原理のない見かけ倒しの教訓をただ羅列して自らの無知を隠すのだろう？　われわれは経験にもとづいて振る舞わなければならないのに，そのような立場を擁護しようともせず，まったく単純にこんなことを言ってよいものだろうか？　まだ不明な点を明らかにするだけではなく，臨床上の大きな過失を避けることこそ急務であろう。有機体に働く有効な方法はまだ知られていないが，このことは教養人にとって別に不名誉なことではない。しかし思慮のない医師は，これをなんとかしてとり繕いたがるのである。

　狂気において脳がどのように変容するのか，それを治すのに適した方法は何か，そうしたことを完全に知るうえでおそらくはつねに妨げとなり，長くわれわれを困惑させてきた理由は以下の通りである。

1. われわれは，身体に表現される病気の変化を評価することができない。われわれの感覚は外皮を通過して内部に達することはできないし，狂気は死に至らないので，微細な変化には気づかないからである。

2. 交感症状すなわち局所症状と，それを産出している器官損傷の本性との関係を正確に立証することはしばしば困難であり，不可能と言っても過言ではない。器官損傷の本性は，ほとんどの例で，脳のよく知られた他の病的状態と同じではないし，多くは比較することさえもできない。炎症とも水腫とも異なり，特定しきれないきわめて特殊な病変なのである。

3. われわれが症例に遭遇する時に，デリールだと思わせる以外の症状がないので，何もしないですませるか，あるいは経験にもとづ

いて対処してしまう。
4. 脳に特異的な効果を示す薬剤の作用機序をわれわれはまったく知らない。阿片が睡眠をもたらすことは知っているが、なぜそうなるのかは知らない。実験してみなければ、阿片がこの器官の状態を増強させるのか、それとも減退させるのかはわからない。
5. そしてわれわれは、年齢、気質、症例などの絶対的ないし相対的な要素を介して、皮膚、消化管、血液系に及ぼす薬剤の交感効果をかろうじて評価し、算定し、予測できるだけである。したがって、われわれは脳の働きを望んだとおり確実に変えることなど決してできるはずがない。一つの例に生じ得ることが、よく似ているような別の例では同じにはならないかもしれない。感覚の主な起源である脳が病気になると、他の器官の特徴も変わってしまい、健康状態にあったような作用はせず機能しなくなる。

このように、治療適応を確立することが難しく、確実に記載することもまたきわめて難しいということが、多くの努力が失敗に終わる二重の暗礁になっている。私は、この点に関して学問を大きく前進させたという自負を持ち合わせていない。十分な形でそれを成し遂げるには、長い経験ばかりではなく、新しい生理学研究が必要であろう。おそらくエスキロールはいつの日か、書類入れに満載し『医科学事典』に散在している膨大な資料を収集して、この目的を達成するに違いない。私はただ、必ず良好な結果をもたらす一筋の路をたどりたいと思っている。いつか真理に到達できることを信じて……

……われわれは大多数の疾患において、薬剤の強さ、有用性に過大な幻想を抱くべきではない。疑いなく有益な結果が得られる少数例を除くと、薬剤が次々に現れる症状を明らかに変化させ修正させることはわずかでしかない。医師は傍観者の役割を与えられているに過ぎないが、不調の原因となるさまざまな影響や、悪化させる環境を遠ざけるなど、治癒に向けてすでに多くのことを行っており、良好な結末に逆行するような障害物を予

見し，取り除くことができるなら幸いである。真摯な臨床家ならこれらの点について，きっと私に賛同してくれることだろう。

# 解　説

濱田　秀伯

　本書はジョルジェの主書『狂気論』（*De la Folie. Considérations sur cette maladie.* Crevot, Paris, 1820）の抄訳である。原著の入手は困難であるが，復刻版 Arno Press, New York, 1976 と，ポステルの編纂した抜粋版 Privat, Toulouse, 1972 がある。

　原著は1巻511ページで，序章，1．狂気の症状，2．狂気の原因，3．狂気の進展，経過，終末，類型，予後，4．急性デリール――狂気との差異について――，5．狂気の治療，6．病理解剖所見に分かれている。本書は，抜粋版を参考に同書の第6章を割愛し，今日にも意味があると思われる第1～4章を全訳，序章と5章の一部を抄訳したものである。

## 1．人と業績

　ジョルジェ Étienne Jean Georget は1795年8月9日，フランス西部アンドル・エ・ロワール県ヴゥヴレーに近いヴェロン・シュール・ブレンヌの農家に18人同胞の5子として生まれた。父は製粉業を営んでいたが，日々の暮らしはあまり裕福ではなかったらしい。トゥールで医学を学び，20歳でパリ病院アンテルヌに合格し，1815年11月からサルペトリエール病院のエスキロールのもとで研鑽を積んだ。1819年に学位論文「狂気の原因に関する小論」を提出し将来を嘱望され，28歳で医学アカデミーの補佐会員に推挙されているが，肺結核により1828年5月14日，33歳で夭折した。主な論文，著作は以下の通りである。

- 精神病患者の身体所見（1819，エスキロール賞）
- 狂気の原因に関する小論（1819，学位論文）
- 狂気論（1820，本書）
- 神経系とくに脳の生理学 全2巻（1821）
- 心気症とヒステリー（1824）
- 狂気ないし心神狂に関する司法医学論考——アンリエット コルニエの犯罪審理をもとに——（1826）
- 狂気に関する司法医学新論考——いくつかの犯罪審理をもとに——（1827）
- 脳と髄膜の疾患に関するベイルの著作分析（1827）
- 医学辞典 全21巻（1821-28，失調，頭痛，デリール，脳炎，狂気，心気症，ヒステリー，精神遅滞，精神的自由，神経症，自殺などの項を執筆）

## 2．19世紀初頭のフランス精神医学

　近代精神医学は，フランス革命下の1793年パリのビセートル病院において，ピネルが精神障害者を解放した出来事に始まるとされる。まだ精神医学という学問は存在しておらず，ピネルはパリ大学で衛生学と病理学の教授をつとめ，ナポレオンの顧問医でもあった。彼は啓蒙思想のもとに，多数の患者を観察して実証的な症状記載と臨床分類を行ったが，その分類はスウェーデンのリンネの植物分類を模したもので，綱，目，属，種の順に区分されている。

　　第Ⅳ綱：神経症
　　第2目：脳機能の神経症
　　亜目2：ウェザニア
　　属：心神狂，心気症，夢遊(症)，恐水病

神経症は，スコットランドのカレンの造語で，「感覚と運動の特性を侵す病気の総称で，発熱は病気の一部にすぎず，特定の器官によるものではなく，より全般的な神経系，とりわけ感覚と運動にかかわる系の病気」と定義されている。すなわち神経症は，感覚と運動の二つの領域にまたがる，炎症や局在病変のない中枢・末梢神経系の全般的な障害を指していた。

ピネルはこの用語を『哲学的疾患分類』初版（1798）から採用しており，6版（1818）では感覚の神経症（錯聴，複視など），脳機能の神経症（カタプレキシー，てんかん，心気症，精神病など），運動と声の神経症（神経痛，テタニー，けいれん，麻痺，失声など），栄養機能の神経症（心臓痛，拒食，過食，消化不良，反芻，喘息，動悸，失神など），生殖の神経症（男性色情癖，女性色情癖，ヒステリーなど）の5種に区分されている。したがってピネルは，精神障害を炎症や熱を欠く脳機能の破綻と見ていたようであるが，原因は脳ではなく胸郭ないし腹腔内にあると考えていたらしい。

神経症綱の脳機能の神経症目に入っている心神狂には，脳病変から遺伝，感情作用まで広範な原因が想定されており，今日の体因・心因・内因性精神障害のすべてを包括するものとなっている。心神狂は前景を占める病像によってマニー，メランコリー，デマンス（認知症），イディオティスム（精神遅滞）の4種が区分されている。これを分ける基準はデリールと，心的衰退である。

フランス語のデリール délire には，悟性 entendement（知覚，思考，記憶，判断など）が障害され精神全般の病的な偏りを示す状態像（幻覚妄想，興奮，躁，錯乱，せん妄など）と，英語の delusion，ドイツ語の Wahn に相当する妄想観念（被害妄想，誇大妄想など）の二つの意味がある。本書にも両者が区別なく用いられているので，その大半はデリールと記し，明らかに後者を指す場合にのみ妄想の訳語を用いた。マニーは全般デリール，メランコリーは部分デリールを指している。

デマンスとイディオティスムは，どちらも心的衰退が前景に立っている。デマンスは，器質性・非器質性を問わず種々の原因から生じる，思考や認

知能力の廃絶した状態像を指した。イディオティスムは，デマンスより心的衰退の程度が重く，精神活動がほぼ完全に停止した状態のことで，先天性と後天性が区別されている。

エスキロールは，ピネルの分類を継承し，メランコリーを抑うつ性のリペマニーと，高揚性のモノマニーに分けた。前者は後のうつ病へ，後者はパラノイアへと発展する概念である。モノマニーは，侵された心理機能に応じて知性モノマニー，感情モノマニー，本能モノマニーが区別され，さらに内容から色情モノマニー，酩酊モノマニー，放火モノマニー，殺人モノマニーなど多数の類型が記載された。

デマンスは，状態像の記載が神経症状を加えて詳しくなり，急性，慢性，老年性，複合性の類型が区別されている。急性デマンスは，ピネルの後天性イディオティスムに相当する。先天性イディオティスムは，単一の病気ではなく知的機能が先天性に損傷した状態像で，ここにイディオティの語が当てられた。すなわち認知症は後天性，精神遅滞は先天性とする現在の概念に近づいた。

エスキロールはこのように症候学を洗練させたが原因の探求には消極的だった。本書に「解釈癖から極端な慎重に転じた」と記されているように，横断的な病像はあたかも発見された植物の新種，変種を記載するように詳細に観察される一方，分類はあまりに複雑に細分化され，一人の患者の異なる時期によっていくつもの診断がつくことになった。

パリには施療院とよばれる精神障害者の巨大収容施設があった。ビセートルには男性患者，サルペトリエールには女性患者が千人規模で収容され，そのおよそ20%は進行麻痺であったらしい。エスキロールは1811年にサルペトリエールの監視医務官に任命され，1825年にパリ郊外のシャラントン王立療養所の医長に就任した。ジョルジェはじめ，19世紀前半にフランス精神医学を発展させるほとんどすべての医師が，この二つの病院でエスキロールの指導を受けている。

## 3．『狂気論』

『狂気論』は，前年の学位論文をもとに書かれたジョルジェの主書で，ピネルとエスキロールに献呈されている。

本書に記載された症候学は，「患者たちが自らの状態をうまく説明できないので，その詳細を把握し評価するためには，患者たちのなかで暮らし，長い時間かけて観察しなければならない」と記されているように，その言葉通り患者と寝食を共にした医師でなければなし得ない精密な観察にもとづいたもので，200年前の古さを感じさせない優れた水準に達している。当時の病棟の配置や構造，患者の生活，管理体制の描写もリアルで興味深い。

狂気とは，心神狂に含まれていたマニーとモノマニーに，新たにステュピディテを加えたもので，まだ進行麻痺を含んではいるが，姿を現わし始めた統合失調症を中核とする内因精神病の輪郭を示したものである。

ステュピディテ（昏愚）は，ピネルの後天性イディオティスムすなわちエスキロールの急性デマンスに対して，ジョルジェが名づけた造語である。思考表出の後天的な欠落を指し，患者は精神活動がまったく消滅しているかのように見え，周囲に無関心で，思考をもたないか，あるいはもっていても表現できない，と記載されている。すなわち意識混濁ではなく，与えられた姿勢をくずさず痛みも感じないことから昏迷を思わせるが，回復した患者の語るところによると，内界に浮んでくる思考や表象をまとめきれず外界の認知が低下した錯乱状態のようでもある。後にこれをドラシオーヴが精神錯乱，シャランが原発性精神錯乱の名でまとめるもので，ドイツではアメンチア Amentia，錯乱 Verwirrtheit などの概念に近い。

デマンスは加齢，狂気を含め，あらゆる精神障害の終末状態とされている。ここで認知症の非可逆性，不治性が固まったと言われている。

ジョルジェは，狂気と急性デリールの鑑別にとりわけ力を注いだ。急性

デリールは脳疾患，身体疾患，アルコールや薬物中毒による意識障害であり，その大半は今日のせん妄に相当する．すなわち，これまで混同されてきた器質・症状・中毒性精神障害と狭義の精神病を分離させる心身二元論的な近代的視点が，本書ではじめて導入されたことになる．

ある器官の障害が，遠く離れた他の器官に影響を及ぼす現象は交感性と呼ばれている．ジョルジェ以前には，精神病は強い感情が内臓変化を起こし，さらに脳に遠隔作用をもたらして生じる交感疾患と考えられていたらしい．ジョルジェは狂気を，内臓由来の交感疾患とも急性デリールとも異なる，特発性の脳疾患と見ている．特発性とは，原因として遺伝性が濃厚であるが，それだけに絞り込めないこと，脳内に症状を十分に説明できる病理解剖の所見が見当たらないことによるものである．ジョルジェは「狂気の直接の主座は脳であり，脳だけが狂気を特徴づける症状を生み出す」と述べたが，これは精神医学史上で精神病を明確に脳に結びつけた最も早い記載の一つである．

狂気の原因には感情面が重視されている．当時，強い感情的な衝撃，情念は理性を失わせると考えられていた．すなわち狂気は，遺伝により何かしら脆弱性をもつ脳に，強い感情が働いてデリールを起こしたものと見なされている．

精神面に働きかけるモラル療法は18世紀末にイギリスのテューク，イタリアのキアルジ，サヴォアのダカンそしてピネルらが，患者に失われた理性を取り戻すためにはじめた治療法である．今日の精神療法，心理療法の原型であるが，作業療法，娯楽，社会訓育などを広く含んでいる．

モラルは道徳のことではなく，体に対する心というほどの意味であるが，霊魂を重視したドイツのロマン主義精神科医たちが，モラル療法を精神病治療の中核においた．ロマン主義は合理・実証的な啓蒙主義への反動から生じたが，当時，啓蒙主義の盛んだったフランスにもロマン主義的な心情が混在していたらしい．ロマン主義精神科医を代表するハインロートは，パリに学びエスキロールとは親交が深く，ジョルジェと文通し後にその著

作を独訳している。北米にはラッシュがモラル療法を導入したが，入院患者が増えると手間と時間がかかりすぎるために，しだいに廃れていった。

ジョルジェのモラル療法は，患者を発病した生活環境から隔離し，症状が落ち着いた段階で医療教育を施すところに重点が置かれている。まだ素朴な経験にもとづくものではあるが，患者を恐怖に陥らせるような威圧的な方法をとらず，個人の背景を考慮して画一的ではなく，心の深いところにまで届くような配慮がなされている。本書全体が，読む人にあたたかい爽やかな印象を与えるのは，ジョルジェのこの姿勢によるところが大きい。

## 4. その後の展開

シャラントン王立療養所のアンテルヌであったベイルは，1822年に提出した学位論文において，進行麻痺が梅毒による脳脊髄炎であることをはじめて記載した。彼もエスキロールの弟子で，ジョルジェより4歳下である。ベイルは1826年の著作で，精神障害の解明に病理解剖の重要性を強調し，進行麻痺が誇大妄想をもつモノマニー，マニー，デマンスの3病期を順に経過することを指摘し，さらに精神障害の大部分は髄膜の慢性炎症による症状であると主張した。

ベイルの考えは，精神症状と神経症状が同一の病変にもとづくという斬新な心身一元論である。さらに，臨床的に異なる病気に見えるものが，実は一つの疾患の異なる側面に過ぎないことを示した点において疾患単位概念への道を開き，いわゆる生物学的精神医学さらには脳神話への最初の足跡になった。ベイルはジョルジェを尊敬し，その著作を熟読していたらしい。ジョルジェ自身，病理解剖に大きな期待を寄せていたので，ベイルはジョルジェの開拓した道を，さらに先に進めたということもできるだろう。ドイツのグリージンガーが，脳を脊髄反射弓の分化した反射中枢と考え，「狂気とは脳の各種異常状態が示す症候群である」と述べるには，さらに20年あまりを待たねばならない。

一方，精神障害を身体に基礎をもつものと，これをもたない精神病に分ける二元論は，フランスのパルシャップ，バイヤルジェ，ドイツのカールバウムらに受け継がれた。よく知られているように，シュナイダーも疾患分類の基本をここに置いており，今日でも精神医学の王道である。

　ジョルジェは，狂気の原因を脳に特定しながら，その治療にモラル療法を適用した。その立場は，有効な薬物がない時代とはいえ，いささか曖昧で，どちらつかずの不徹底にも見える。それは今なお精神医学の抱える課題である。私たちもまた，精神病が脳に何かしら基盤をおくと推測しながら，患者を支える精神療法が欠かせないと考えている。それは精神病が単純な脳疾患ではなく，霊魂をもつ人間に固有の変調と捉えているからにほかならない。脳に原因が明らかにされている進行麻痺でさえ，なぜ誇大妄想やモノマニーが出現するのか今もまったく解明されておらず，忘れ去られたロマン主義精神医学にも学ぶべきものがあるに違いない。

　ジョルジェは，以後の精神医学の進む道を拓いた一方，自らは二元論に踏みとどまることで，私たちにバランスのとれたあるべき姿を指し示しているようにも思う。

　本文のラテン語読解にあたり国際基督教大学ジョン・C・マーハ教授のご教示を仰いだ。お礼申し上げる。

# 事項索引

◎イタリックの数字は当該頁の脚注に，*付きの数字は当該頁の表中に索引語があることを示す．

## ア 行

悪魔つき démonomanie　　10, 52
アメンチア Amentia　　135
『医科学辞典』Dictionnaire des Sciences Médicales　　4, 36, 45
イディオティ idiotie　　12, 19, 20, 23, 28, 29, 31, 33, 34, 36, 44*, 57, 79, 82-84, 93*, 111, 134
イディオティスム idiotisme　　19, 133-135

## カ 行

隔離 isolement　　23, 67, 107-111, 114, 116, 120, 122-124, 137
過敏症 éréthisme　　74
寛解性狂気 folie rémittente　　81
感覚錯誤 erreur des sens　　13, 22, 24, 87, 106, 107
間欠性マニー manie intermittente　　63, 80
感受性 sensibilité　　6, 11, 31, 32, 71
寡黙デリール délire taciturne　　89
緩和剤 émolliens　　103
急性デマンス démence aiguë　　19, 134, 135
急性デリール délire aigu　　1, 5, 8, 56, 83, 85-87, 89, 90, 93*, 94*, 95, 131, 135, 136
狂人 fou　　2, 12-14, 106, 111, 113, 114, 117, 118, 128
近接因 cause prochaine　　7
偶発性 occasionnelle　　19, 41, 45, 55
幻覚 hallucination　　13, 15, 22, 24, 30, 90, 107, 111, 118, 119, 133
減退期 décroissement　　60, 69-71, 82
原発性精神錯乱 confusion mentale primitive　　135
綱 classe　　20, 132
交感性 sympathique　　1, 4-7, 9, 41, 49, 53-58, 61, 67, 86, 89, 92, 94*, 95, 105, 136
交感性疾患 maladie sympathique　　42

後天性痴愚 imbecillite acquise　　20
興奮期 période d'excitation　　6, 30, 32, 34, 35, 58, 68, 69, 74, 82, 93*, 117
悟性 entendement　　3, 4, 12, 19, 20, 52, 87, 89, 90, 133
固着観念 idée fixe　　19, 23, 79
コンヴァルシオン教徒 convulsionnaires　　2
根菜酢 vinaigre radical　　128
昏迷 stupeur　　88, 89, 135

## サ 行

催吐剤 émetique　　102, 128
錯乱 confusion, Verwirrtheit　　67, 133, 135
サルペトリエール Salpêtrière　　12, 21, 26, 27, 43*, 44-46, 52, 54-57, 62, 63, 78, 79, 82, 84, 92, 97, 98, 110-113, 115, 121, 122, 126, 131, 134
弛緩 atonie　　6
子宮躁暴 fureur uterine　　33
刺激剤 stimulant　　103
失調熱 fièvre ataxique　　48, 56, 86, 89, 90, 92
指定日 jours indicateurs　　74
シャラントン Charenton　　45, 110, 134, 137
種 espèce　　12, 19, 94, 99, 126, 132, 134
収縮性 contractilité　　6
主座 siège　　1, 2, 4-6, 9, 11, 34, 39, 57, 59, 65, 89, 98-100, 126, 136
情念, 熱情 passion　　14, 18, 34, 36, 42, 47, 50, 52, 53, 61, 63, 73, 119, 136
女性色情癖 nymphomanie　　33, 34, 133
心因 cause morale　　42, 43*, 133
心気デリール délire hypochondriaque　　87
神経症 névrose, névreuse　　9, 132, 133
進行期 invasion　　30, 53, 58, 60, 65-67, 70, 74, 82
心神狂 aliénation mentale　　3, 4, 7-9, 12, 19, 41, 42, 45, 47, 48, 50, 53, 55-57, 59, 65,

67, 78, 83, 93*, 99, 132, 133, 135
心神狂患者 aliéné　5, 12, 13, 16, 33-37, 44, 50, 68, 72, 73, 76, 93*, 106, 113
振戦せん妄 delirium tremens　88, 92
身体秩序 économie　8, 21, 23, 29, 30, 32, 36, 38, 39, 42, 46, 47, 57, 65, 69, 75, 85, 86, 87, 90, 94, 97, 98, 102-105
心的疾患 maladie mentale　9, 28, 37, 38, 51, 54, 55, 61, 66, 76, 78, 94
心的衰退 affaiblissement mental　133, 134
心的存在 existence mentale　21
ステュピディテ stupidité　12, 17, 20, 23, 27-29, 32, 36, 50, 67, 68, 71, 79, 83, 107, 111, 117, 120, 135
性格傾向 penchan　13, 20, 52, 63, 107, 116-118
脆弱性 faiblesse　78, 136
精神 esprit　2, 9, 16, 17, 25-27, 32, 33, 36, 44*, 47, 50, 52, 63, 76, 77, 79, 83, 86, 91, 116, 117, 119, 120, 122, 123, 133, 135
精神喪失 défaillance d'esprit　28
精神的、精神面 moral　5, 7, 23, 25, 26, 28, 30, 45-48, 50-53, 55, 57, 60, 70, 71, 83, 87, 100, 101, 105, 106, 109, 119, 120, 124, 136
生動感受性 sensibilité animale　31
生命主体 principe vital　5
生理性 physiologique　6, 42, 49, 54, 101, 105
施療院 asiles　47, 84, 122, 134
宣言日 jours décrétoires　74
全般感覚 sensibilité générale　27
潜伏期 période d'incubation　53, 60-64, 66-68, 82
躁暴 fureur　22, 23, 34, 35, 106, 111-115, 117, 123
躁暴性デリール délire furieux　91
躁暴性マニー manie avec fureur　63, 75, 80
属 genre　12, 18, 20, 28, 47, 99, 126, 132

タ 行

体因 cause physique　42, 43*, 44, 133
体質性 prédisposante　41, 42, 44
痴愚 imbécillité　21, 82, 111
知的変質 dégénération intellectuelle　45
頂点 summum　60

治療装置 arsenal thérapeutique　96
鎮圧 répression　111, 115
鎮静剤 débilitans　92, 103, 127
鎮静装置 tranquilliser　115
鎮痛剤 calmans　92, 127
『哲学的疾患分類』Nosographie philosophique　133
デマンス démence　9, 12, 14, 17, 19, 20, 28-31, 34, 50, 56, 79-83, 93*, 111, 133-135, 137
デリールを欠くマニー manie sans délire　24
特発性 idiopathique　1, 4-6, 8, 11, 41, 42, 57, 89, 92, 94*, 100, 136

ナ 行

内部感覚 sensation interne　31, 63
認知症 démence　12, 19, 28, 29, 47, 48, 133-135
ノスタルジー nostalgie　10

ハ 行

発病形式 mode d'action　1, 3
汎恐怖 panophobie　24, 25, 52
ヒステリー hystérie　33, 34, 38, 39, 54, 132
ヒステリー球 boule hystérique　34
ビセートル Bicêtre　15, 44, 110, 132, 134
病理性 pathologique　6, 7, 42
フレネジー phrénésie　90, 92
分利 crise　73-75
本性 nature　1, 2, 4, 6, 9, 18, 19, 34, 59, 65-67, 69, 74, 76, 88, 91, 96-98, 100, 106, 126, 128

マ 行

マニー manie　4, 9, 12, 14, 17-20, 22, 23, 25, 29, 32, 36, 45, 50, 54-56, 62, 67, 68, 71, 73, 75, 76, 79, 80, 83, 93*, 107, 108, 111, 117, 126, 127, 133, 135, 137
『マニー提要』Traité de la manie　3, 36, 50, 97
無力熱 fièvre adynamique　86, 89, 92
メランコリー mélancolie　10, 25, 32, 36, 51, 54, 57, 68, 69, 71, 73, 83, 110, 126, 133,

134
メランコリー性デリール délire mélancolique 66
面相 faciès　73
妄想 délire, delusion, Wahn　15, 23-25, 36, 47, 51, 53-55, 66, 73, 83, 106, 108, 117, 118, 122, 123, 125, 133, 137, 138
目 ordre　132
モノマニー monomanie　12, 14, 15, 17, 19, 20, 22-26, 29, 32, 36, 50, 68, 73, 79, 83, 93*, 107, 108, 111, 112, 117, 134, 135, 137, 138
モラル的存在 existence morale　83
モラル療法 traitement moral　12, 94*, 105, 125, 136-138

## ヤ 行

憂うつ症 spleen　26, 110

誘導剤 dérivatifs　92, 127
誘発性 efficiente　41

## ラ 行

理性狂気 folie raisonnante　15
リペマニー lypemanie　25, 83, 107, 120, 134
ルサンチマン ressentiment　106
霊魂 âme　3, 5, 7, 10, 46, 51, 53, 73, 102, 106, 116, 120, 121, 125, 136, 138

## ワ

藁屑集め carphologie　90, 91

# 人名索引

◎イタリックの数字は当該頁の脚注に索引語があることを示す。

## ア 行

アンセオム Anceaume　10
エスキロール Esquirol JED　3,4,10,17,
　19,25,36,42,44-46,50,61,71,83,92,97,
　113,121,123,126,129,131,134-137

## カ 行

カールバウム Kahlbaum KL　138
ガレノス Galien　3,5
カレン Cullen W　133
キアルジ Chiarugi V　136
コンディヤック de Condillac EB　20

## サ 行

シャラン Chaslin PEA　135
シュタール Stahl GE　3,*98*
シュナイダー Schneider K　138
ジョルジェ Georget E J　131,134-138
ストール Stoll　3

## タ 行

ダカン Daquin J　136
デポルト Desportes　113
デモクリトス Démocrite　2
テューク Tuke W　50,136

## ナ 行

ドラシオーヴ Delasiauve LJF　135
ニュートン Newton I　59

## ハ 行

バイヤルジェ Baillarger JGF　138
ハインロート Heinroth JCFA　136
パラケルスス Paracelse　5
パルシャップ Parchappe de Vinay JBM　138
ピネル Pinel P　3,4,10,15,17,19,24,36,
　50,54,57,66,83,89,90,97,122,126,132-
　136
ヒポクラテス Hipocrate　32,74
ファン スウィッテン van Swiëten　3
ファン ヘルモン van Helmont　3
フォデレ Fodéré FE　5,11,127
プラトン Platon　2
ベイル Bayle ALJ　132,137
ブールハーフェ Boerhaave H　3,102
ポステル Postel J　131

## ラ 行

ラッシュ Ruch B　115,137
リンネ von Linné C　132

## 【紹 介】

### ●監修／解説
**濱田秀伯**（はまだ　ひでみち）

東京都出身。1972年慶応義塾大学医学部卒業。1979〜83年フランス政府給費留学生としてパリ大学付属サンタンヌ病院へ留学。医学博士。慶応義塾大学医学部精神神経科学教室専任講師，准教授をへて現在客員教授，医療法人群馬会群馬病院長。専攻は臨床精神医学，精神病理学，フランスの妄想研究。著書は精神症候学第2版（弘文堂，2009），精神病理学臨床講義（弘文堂，2002），精神医学エッセンス第2版（弘文堂，2011）ほか。

### ●翻　訳
**島内智子**（しまのうち　ともこ）

高知県生まれ。1999年岡山大学医学部卒業。2004〜05年フランス政府給費留学生としてパリ，ロベールデュプレ小児総合病院思春期精神科へ留学。桜ヶ丘記念病院，都立梅ヶ丘病院を経て，都立小児総合医療センター児童思春期精神科医長。専門は思春期精神医学。

**鈴木一郎**（すずき　いちろう）

東京都生まれ。埼玉県で育つ。1995年慶應義塾大学文学部卒業。専攻はフランス文学。理化学研究所勤務。

## 狂気論

2014（平成26）年 5 月 31 日　初　版 1 刷発行

訳　者　島内　智子
　　　　鈴木　一郎

発行者　濱田　秀伯

発行所　群馬病院出版会
　　　　370-3516 群馬県高崎市稲荷台町 136 番地
　　　　TEL 027（373）2251

発売元　株式会社 弘文堂
　　　　101-0062 東京都千代田区神田駿河台 1 の 7
　　　　TEL 03（3294）4801　振替 00120-6-53909
　　　　http://www.koubundou.co.jp

印　刷　三報社印刷
製　本　井上製本所

Ⓒ 2014　Tomoko SHIMANOUCHI & Ichiro SUZUKI. Printed in Japan
本書の内容を無断で複写複製・転載することは，著作権者および出版者の権利の侵害になります。

ISBN978-4-335-65163-2